U0254545

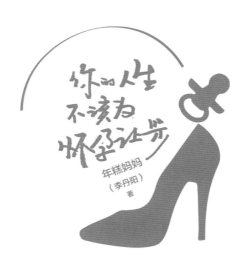

你的人生
不该为
怀孕让步

年糕妈妈
（李丹阳）
著

北京联合出版公司
Beijing United Publishing Co.,Ltd.

图书在版编目（CIP）数据

你的人生不该为怀孕让步 / 年糕妈妈（李丹阳）著
.—北京：北京联合出版公司，2020.12
ISBN 978-7-5596-4735-1

Ⅰ．①你⋯ Ⅱ．①年⋯ Ⅲ．①妊娠期－妇幼保健－基
本知识 Ⅳ．① R715.3

中国版本图书馆 CIP 数据核字（2020）第 231306 号

你的人生不该为怀孕让步
作　　者：年糕妈妈（李丹阳）
出 品 人：赵红仕
责任编辑：高霁月

北京联合出版公司出版
（北京市西城区德外大街 83 号楼 9 层　100088）
天津丰富彩艺印刷有限公司印刷　新华书店经销
字数 156 千字　700 毫米 ×980 毫米　1/16　印张 14.75
2020 年 12 月第 1 版　2020 年 12 月第 1 次印刷
ISBN 978-7-5596-4735-1
定价：59.80 元

版权所有，侵权必究
未经许可，不得以任何方式复制或抄袭本书部分或全部内容
如发现图书质量问题，可联系调换。质量投诉电话：010-82069336

生育这件事，
我们看得太重却知道得太少

大家好，我是年糕妈妈李丹阳。年糕是我的第一个孩子，他在 2014 年出生。

那时我 29 岁，是一个企业小职员，一个从小按照好孩子的定义和标准长大的女孩。

读书、恋爱、工作、结婚，然后就把全部心思放在备孕上。

告诉家人怀孕消息的那一天，我妈激动得哭了，而婆婆赶来做了很多好菜，告诉我：现在你要一人吃两人份了。

在这个毫无悬念的剧本里，我度过了皇后般的十个月。全家人无微不至的关心，常常让我感受到一种掺杂着压力的幸福。

我妈让我吃阿胶补血，我爸告诉我孕妇不能看手机。每次我只是出门散个步，他们都恨不得一左一右地给我当"护法"。

出于一个医学生最基本的判断，我知道这些事儿都不对，却无法说服他们。为了不让他们失望担心，我还得尽量配合。毕竟，"孩子最重要""小心无大错"，不是吗？

从那时候起，我开始大量阅读孕产、育儿类图书和论文，学着用科学正确的方式照顾自己和孩子。

这成了我全新人生的起点。

年糕出生后不久，我注册了一个叫作"年糕妈妈"的微信公众号，试着把我的心得分享给更多的妈妈。到现在，因为大家的厚爱，"年糕妈妈"的全媒体平台用户已经超过了三千万。

每天，我都在解答关于孕产、育儿的各种问题，也因此看到了更多的生育观样本，看到了其中的冲突、混乱和所蕴藏着的改变的可能。甚至我自己的两次生育过程，也因为生活境遇和认知能力的改变而成为完全不同的两个故事。

2019 年，创业第五个年头，我同时收到了两份礼物：顶级商学院湖畔大学的录取通知书和验孕棒上的两条杠。

第二个宝宝还在肚子里，就拥有了自己的小名——发糕。

而这一次，"百无禁忌"的我，成了大家眼里"挑战常识"的孕妇。

我去星巴克买咖啡，店员会提醒：孕妇不能喝咖啡吧？

我去游泳池，要接受全场人的目光检阅，每次都有陌生人问：肚子这么大了怎么还来游泳？

我在微博上分享自己的出差行程，留言都是关心和担忧：太辛苦了，先照顾好自己和宝宝最重要。

这种"没有人懂我在干吗"的心情，在我去湖畔大学上课时达到了顶峰。从整个孕期到产后回校，几乎每一次，都有人冲过来问我：

"什么？孕妇可以吃冰激凌吗？"

"怀孕了怎么还这么瘦啊？"

"怀孕还化妆？"

"你这身材，怎么跟没生过孩子一样？"

湖畔大学的同学们都是成功的企业创始人，说他们是"社会精英"并不为过，但他们对怀孕生产这件事的认知水平依然十分有限。

这时我才真正意识到，对于生育这件事，我们看得太重却知道得太少，哪怕是受过最好教育的群体，也仍然缺乏必要的孕产观普及。

后来，有个女同学说："看到你这样，我没那么怕生孩子了。"她是一个已婚未孕的女创始人，也面临被催生的困境，在她眼里，怀孕不但代表着放弃身材，也意味着要停滞事业。

为什么大家都这么想呢？

我想，究其根源是我们信奉的那些关于怀孕的规则、条款，不管是愚昧落后的，还是无伤大雅的，都让妈妈们的生活变得充满限制。

我们的母性并不单纯是天然或本性所致，它还是社会、文化、规则共同塑造的结果。

而我想用我的经历和大量的知识输出来告诉大家：是时候打破这些限制了。

所以我写了这本书，它不是单纯的孕期故事分享，也不是干巴巴的工具书，我希望它是能陪伴你孕期和产后这个特殊阶段、给你勇气和支持的一本案头读物。

它会告诉你：怀孕生子固然是人生大事，你的身体和生活都会面临不可逆转的改变，但它也只是人生的一个部分，为母不必非要刚，生孩子也不必非要痛到死去活来。老一辈观念中的"牺牲"，很多时候是一厢情愿的浪费，我们完全可以在过好自己生活的同时，顺便生个孩子。

就算是怀孕，你依然有权让自己舒服一点，你依然有权去选择让自己变得更好的生活方式。

需要帮助，就要大声说出来；觉得不舒服的事情，就去改变它。

这就是我的生育观。这一次，我的人生不会再为怀孕让步。

目录

Contents

04

05

关于孕产
你最该知道的 **30** 件小事

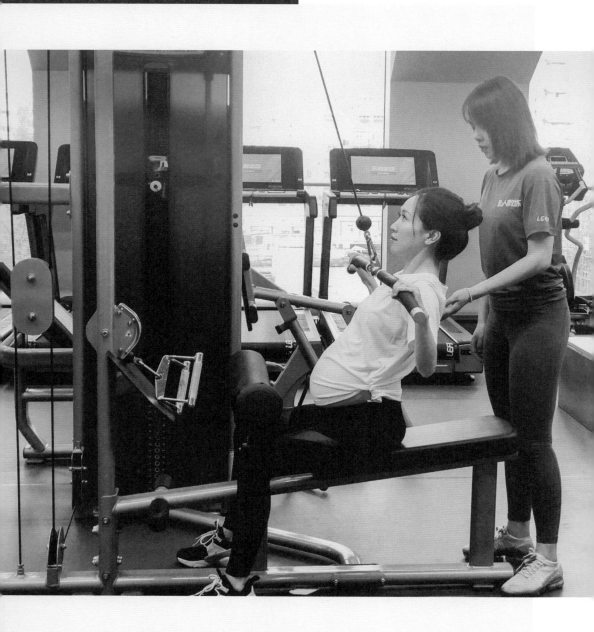

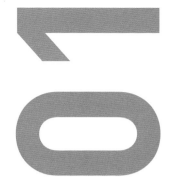

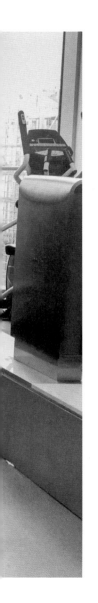

我喜欢的生活
不用为怀孕让步

谁规定孕妇就该是一个样呢

一个孕妇能干的事，比你想象的多

那些不需要因为怀孕而停下来的生活乐趣

录取通知书和发糕，一起来了

年糕快满 5 岁的时候，有一天发现我在收拾行李。

"妈妈，你要去哪里？出差吗？"

"不是出差，妈妈要去上大学！"

"妈妈你为什么年纪这么大了，还要上学啊？"

身为一个小孩子，年糕隐约知道自己要踏上的路：上小学、上中学、上大学……他还不太能明白，"一把年纪"的妈妈怎么还要去上大学。

"因为妈妈喜欢学新东西啊。你看，妈妈去年还和你一起学英语了呢。我们不是还约好要一起学网球吗？你 5 岁可以学，妈妈 30 多岁也可以学。如果爷爷奶奶想学，也可以加入，学习和年龄本来就没有什么关系。"我这样告诉年糕。

重新去上学，这本来是 2019 年年初我给自己制定的年度小目标。而当时年糕还不知道的是，妈妈去上学的时候，肚子里已经有了一个小发糕。

说起来，给自己制定年度小目标这件事，我已经坚持了好几年。这个目标其实是"自私"的，它和家庭、孩子、事业发展都没什么直接关系，完全是我个人的小心愿，是那些我一直想做又没做成的事情。

在 2019 年年初，我给自己定的个人目标里，就包括和年糕一起学网球，以及重新去上学。

还有一个没说出来，就是我在积极调整身体状态，期待再次孕育一个小

　　　　　　　　　　　　　　你的人生不该为怀孕让步

宝宝。

所以，当收到湖畔大学录取通知书和确认怀孕这两件事同时发生时，我有一种幸福的眩晕感：啊，我真是一个被命运眷顾的女人啊！

毕竟，那可是湖畔大学！

最神秘的一流商学院，由马云、柳传志、冯仑、郭广昌等9位顶级企业家创办，报名要求就包括了创业3年以上、公司营收达一定规模、内部推荐人机制等严苛条款，而前几届的学长学姐们都手握闪闪发光的创业项目，是偶像大神那种级别的。

当有前辈说可以推荐我去湖畔大学面试时，我心里想的是：好啊，那就去试试呗，反正也选不中的。

从面试到复试，一路下来，我始终怀着这种心态，最不淡定的一刻，大概就是听到校长说："其实我们这里真的不太欢迎明星。"

我心里咯噔了一下：什么？是说我吗？我最多也就是个网红，够不上明星吧……

回头一看，队伍里正站着歌手胡彦斌，他是带着创业项目音乐学校来的。

好吧，果然是我想多了。

后来，当我真的拿到录取通知书的时候，整个人还沉浸在"不会是我想多了吧"的恍惚里。

我那一届，有1400多人报名，最后入选的也不过40人，天上掉了块馅饼被砸中的幸运，也不过如此了吧？

所以，肚子里揣着7周大的发糕去湖畔大学新生预备营时，我心里没有什么担忧和疑虑，只有满满的感恩。

就像我对年糕说的，"学新东西"这件事一辈子都可以做，我根本不用因为怀孕而按下暂停键。

这一次，我要当一个不一样的孕妇了。

　　　　　　　　　　　　　　　你的人生不该为怀孕让步

我的个人年度小目标

2018 年

01 开始健身，把自己从每天都感到疲劳的亚健康状态中拉出来

02 学会游泳，可以完成人生第一个 1000 米蛙泳

03 摆脱持有驾照却不敢上路的状态，做到可以独立开车上下班

04 练习英语口语，完成人生第一次全英语演讲

05 启动整牙

2019 年

01 和年糕一起学网球

02 重新去上学

03 生二胎

我只是顺便生了个孩子

累计上了 18 门课（还包括孕中期飞去西安上校长课），时长 170 个小时，写作业 8 次，字数 6814……

这是我在湖畔大学第一个学年留下的记录，拿着自己的作业本子，我只想由衷地感叹一句：啊，我真的撑下来了！

去"湖畔"上课，绝不是一群企业家在玩票或者搞社交，校长反对同学之间搞圈子，互相做生意。同学之间应该是思想交流、经验分享。而上课嘛，真的是超严格，每次上课都要签到，不光课程内容烧脑，还有学长学姐语重心长地给我们寄语：在湖畔，一定要真懂，绝不要装懂。

至于作业，校长说："作业看不看是我的权利，写不写是你们的责任，要是有一天我要看而你没写，那你麻烦大了。"

学习这件事，湖畔大学是来真的。

于是，在这个考勤严、作业多、课程烧脑的企业家学校，从 3 月份的新生预备营到 12 月份的最后一堂课，我不仅没有缺席一节必修课，还上了超多的选修课，只是在上这些课的同时，顺便生了个娃。

"啊，孕妇还可以这样吗？"

这是湖畔大学的同学们对我说得最多的一句话。

男同学说这句话，那意思是"我老婆怀孕时可没这样"；

有娃的女同学说这话，是感叹"哎呀，我怎么没早点知道"；

你的人生不该为怀孕让步

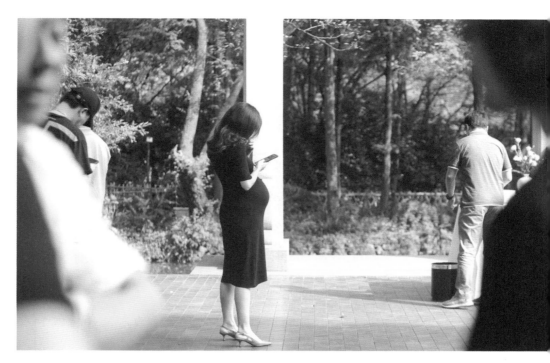

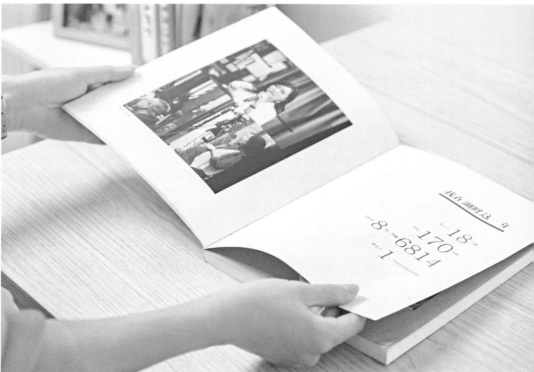

我在湖畔大学这一年

最困惑又好奇的，是还没有娃的女同学，她们说："怀孕还可以这样吗？那我不害怕怀孕了。"

原来，事业上很成功的女强人，她们也有被家人"催生"的困扰，而我这样的孕妇居然让她们对怀孕这件事没那么抗拒了。

那么，我这个孕妇到底什么样啊？

我只是坚持化个妆、穿着皮鞋、拎着包，以一个职业女性的姿态出现在课堂上，这是我给自己的仪式感。

我只是可以完成学校从 8∶30 排到 22∶00 的日程表，下课后还做作业，讨论到凌晨。

我只是上楼梯不用人扶，也没错过任何一场集体活动，不管是演讲、辩论，还是生火做饭、唱歌跳舞，我都让自己全力以赴。

我只是盒饭里有啥吃啥，没有"这不能吃，那不能碰"的禁忌，还会和大家一起享受下午茶里的冰激凌和咖啡。

说到底，我这个孕妇之所以不一样，是因为我常常让大家忘了我是个孕妇。唯一一次行使"孕妇特权"，是新生预备营的时候，为了让我们这些创始人体验"匮乏"，经常只有馒头和咸菜，饿惨了的我偷偷给班主任递了张字条，申请给点吃的。

到了孕晚期，肚子实在大了，小发糕张牙舞爪地彰显着自己的存在。这时候去上课，每个人看到我的大肚子都会问一句："你还好吗？"

我很想说：我特别好！

你的人生不该为怀孕让步

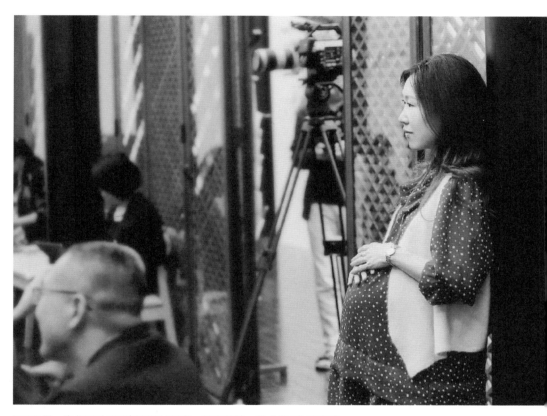

孕 38 周，坐久了肚子不舒服就站起来，随身带着一张"书桌"在听课

孕 6 月，平平无奇的一天

这句"我特别好"，是我的真心话。

毕竟去湖畔大学上课只是思想在奔跑，而我作为一个"带球女战士"的日常是脑子和身体的双线狂奔。

作为一家特立独行的商学院，湖畔大学会特意在工作日排课。校长说："我们就必须把课安排在你最忙的时候，如果你连这两天时间都安排不好，你还做什么企业？你怎么管理你的时间？"

这是上湖畔大学的技术难度之一：身为企业创始人，要在保持高强度工作节奏的同时兼顾学业。

可对我来说，这算不上什么"困难模式"，因为多线作战早就是我的日常。微博记录下了我孕 6 个月时最普通的一天。

早起去湖畔大学上一整天课，然后赶回家陪家人晚饭，饭后带年糕看绘本、玩乐高，等孩子睡了我还有丰富的夜生活——先是健身一小时，然后带着肌肉拉伸后的酸爽跟团队线上开会，最后做作业到凌晨，睡前再检查一下自己的行程表——明天第一个会在 9 点？得，定个闹钟吧。

团队在壮大、业务在发展、孩子要陪伴、家庭要经营，还要有属于自我提升的时间和空间……这就是我想要的生活，我在全力以赴地奔跑并且享受这种感觉，为什么要强迫自己停下来？明明我可以扛起这一切，为什么不能允许自己向前一步呢？

你的人生不该为怀孕让步

年糕妈妈
19-7-14 13:22　来自 iPhone 客户端

记一下昨天的流水账#孕6月钢铁女战士的日常#
白天是一整天走心又烧脑的课程，场域特别好，大家
都有 open heart，而且老师太有魅力，也真的不觉得累。

晚上回家陪家人吃饭，带孩子搭积木、读绘本。
孩子睡了跟教练健身，练一个小时很酸爽（手臂、背
部、腿都可以练哈）。
健身完了跟团队在线上讨论，做白天课程的课后作业
到凌晨。我们的学习都是来真的，课前课后作业都做
得很辛苦。

现在我又精神饱满回到教室上课啦，期待老师点评作
业！💪

这就是一个孕6月钢铁女战士的日常。
每个人看到我的大肚子都要问一句：你还好吗？我特
别好啊！

配图为#每次湖畔开课都要胖一圈#系列🍵

分享到　💬　　◎　　◎　　☆　　🖼

🔗 转发　　　　　💬 评论　　　　　👍 赞

Tomamato
怀孕快8个月，准备博士毕业论文中，师弟师妹
每次看见我都说：师姐你慢点。我也真的想告诉
他们：我没事，我是一个再正常不过的孕妇啦。👐

年糕妈妈： 点赞
共6条回复 〉
19-7-14 14:40　　　　　🔗 💬 👍 6

麼麼硪系心怡
厉害👍

年糕妈妈：👀👀 钢铁女战士附体了
camille_87: 糕妈是我们的榜样
共6条回复 〉
19-7-14 13:42　　　　　🔗 💬 👍 8

这是一个孕妇该有的行程吗

整个孕早期，我是在出差中度过的。

韩国直播探店、澳大利亚牧场溯源、成都线下巡讲……这些都是提前敲定的行程，不想让团队和合作伙伴失望，也怕家里的老人担心，于是怀孕的消息我和先生威廉对谁都没说。

最纠结惊险的一次是去澳大利亚，飞行时间长，工作行程密集，而当时小发糕还不满 12 周。在出发前，我心里没底，特地去做了个 B 超请医生评估状况，结果被医生同学嘲笑：道理你不是都懂吗，怎么轮到自己又大惊小怪的？

没想到，这趟行程还是充满了让人猝不及防的意外。

去程时，从上飞机吐到下飞机，我只能苦中作乐地安慰自己：还好选了离洗手间近的座位。

在澳大利亚休整了一夜，然而在临出发去郊外牧场做溯源直播前，我出现了轻微出血的状况，一下子慌了。

比我更慌的是威廉，他开始在屋子里转着圈问"怎么办"，被他这一问，我反倒镇定下来了。

我想起每天看各个平台上的用户留言，回答过无数次妈妈们问出的"怎么办"，一下子就找到了让自己平静下来的方式。

我告诉威廉："现在如果是用户来问，我会告诉她，超过 30% 的孕妇都

你的人生不该为怀孕让步

经历过孕早期出血，如果出血量用护垫就够了，那么大概率是没问题的，我建议你观察一下，实在不放心的话可以去医院做个B超。"

威廉追着问："那你可以吗？"

"是的，我可以。"这是我的答案。

我做了漂亮的造型出发，到牧场时，主办方给我安排的代步工具是一辆ATV（全地形车），坐在上面感觉随时能被颠散架的那种。

当时，唯一知道我状况的领队小伙伴脸色都变了，后来她跟我说："真怕把小发糕给颠没了。"

小发糕在我肚子里没事，被颠没了的是我漂亮的造型。那天的牧场刮起了澳大利亚常见的"妖风"，我披头散发扯着嗓子做直播的样子，堪称"史

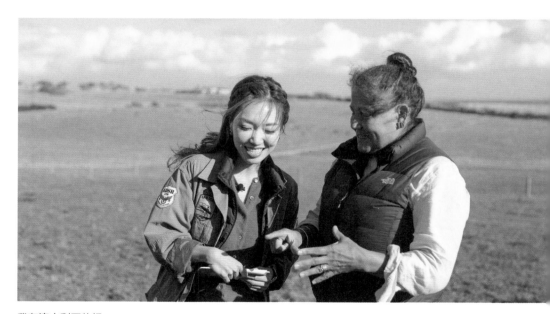

我在澳大利亚牧场

上最狼狈"。

结果，这还不是最惨的。

回程时，航班意外被取消了，我们在机场等了一天才改签成功，半夜从新加坡转机回杭州。

飞机一落地，我连家都没回，十万火急地直奔医院，却照例受到了医生同学的嘲笑：最烦你们这些"假急诊"。

做妈妈就是这样，道理都懂，可一旦关系到孩子，还是会担心。其实，小发糕很好，而且就在那天，我第一次听到了他的胎心。

响亮有力、像小火车轰鸣般的心跳仿佛在和我说：妈妈别担心，我好着呢！

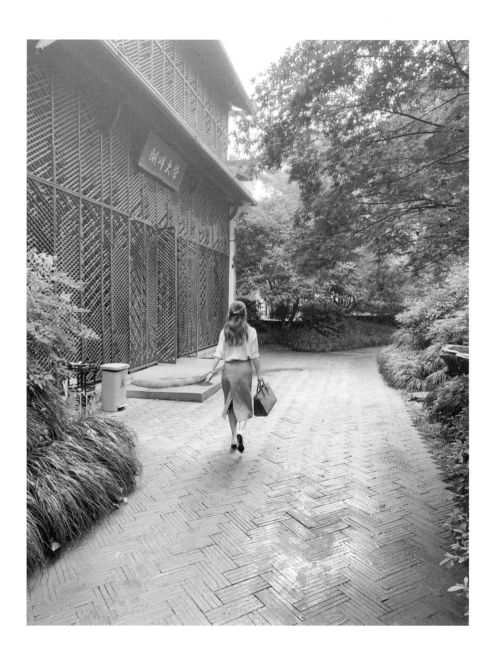

Q: 孕期可以坐飞机吗？

可以。通常孕 14 ～ 28 周是流产和早产风险最低的阶段，是最适合飞行的时期。航空公司会要求怀孕超过 32 周的孕妇提供医疗证明，而超过 36 周的孕妇一般是禁止飞行的。

Q: 孕期坐飞机要注意什么？

当你需要乘坐飞机出行的时候，你可以这样做：

申请靠走道的座位；

在下腹部系好安全带；

条件允许的话，偶尔在走道行走以促进血液循环，如果必须坐着，那么你应该经常活动你的脚踝；

多喝水，机舱内的干燥可能会造成脱水；

飞行期间因气压降低导致的轻微缺氧对健康的孕妇没啥危险，同样，高空中的轻微辐射对大部分孕妇也构不成威胁。

你的人生不该为怀孕让步

Q: 什么是早期流产征兆？
有出血要不要马上去医院？

正常的运动、偶尔的情绪压力、受到惊吓、车上颠簸等，并不会引起流产。

对恶心、呕吐这些孕早期反应也不必过分担心，大多数人的呕吐并不会引起流产。

真正需要马上去医院的是这些情况：

1. 持续 3 天以上轻度出血；

2. 严重的阴道出血（可能有血块），很像来月经的样子；

3. 下腹部出现痉挛或者阵痛（有时候很严重）；

4. 早期妊娠症状（如恶心、乳房触痛）明显减少甚至消失；

5. 频繁呕吐，不能进食。

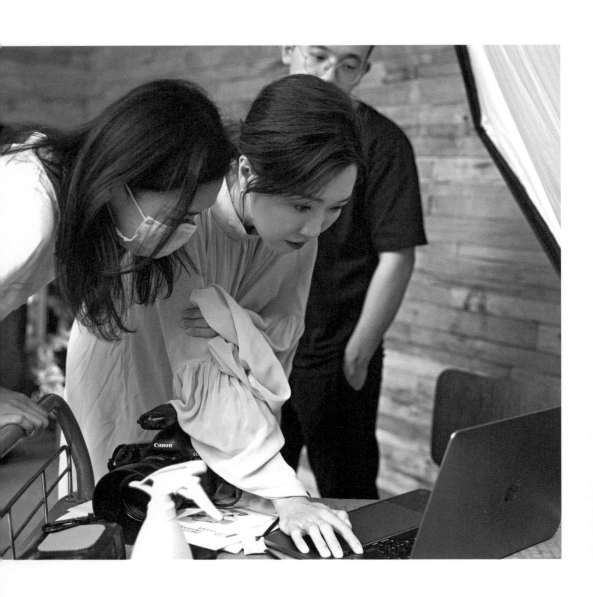

你的人生不该为怀孕让步

孕妇就该是一个样吗

澳大利亚之行后，到了满 12 周去社区医院建卡的日子，我的秘密也可以公开了。

当我大声宣布之后，很多人的第一反应居然是："糕妈你不是在逗我吧？一点都没看出来！"

还有个小伙伴惊呼："惨了！上周刚有用户问糕妈生不生二胎，我还替你回了个'暂时没有'，这下打脸了！"

要知道，我并不是那种毫无孕反的好命孕妇，我总是感觉累、犯困，一直要偷偷跑去厕所吐。我身上出现的这些典型的孕期特征，还不够明显吗？

从韩国出差回来时，某小伙伴倒是问了句："糕妈你怎么困成这样？"我随口说："可能是时差没倒过来吧。"她居然就信了。

开会的时候，打个哈欠就被嫌弃"糕妈这可不像你"，经常要被他们用"你可是湖畔大学的女同学"要挟，强行给我加活；拍视频的时候，摄像老师还批评我最近身材管理不自律，一直跟我喊话："糕妈，你要收腹啊！"

大家的这种无视，大概是因为我的日程真的不像是孕妇该有的吧。

开会、面试、改书稿、做直播，还有每周一天从早到晚排满的拍摄日，这些都是我的日常工作，我觉得没必要因为怀孕停下来。

到了孕晚期，假性宫缩开始干扰我的生活，周末在家休息时总是腰酸背痛，各种毛病跑出来，反而在周一开会时，我就忘了自己是孕妇，感觉整个人神清气爽。

在预产期前一个多月，我还上线了一档新的音频节目"糕妈电台"，当时策划的小伙伴都建议我："要不先等等？刚上线就断更不好。"

我拍着胸脯告诉他们："我只打算休7天产假。"

于是，当我产后一周就出现在录音棚时，我在他们的眼神里看到了五个字：你是怪物吗？

在孕晚期、分娩和坐月子的三个月里，我录完了50期节目。

为什么要这么拼命？为什么不能好好休息？这是我在整个孕期听得最多的话，可是，我没有拼命啊！我不觉得我的孕期日程有多"离经叛道"，或者是不考虑身体。作为一个成熟的人，对自己的身体负责任当然是第一位的：我定期产检，每次都很顺利；我保持运动，医生和健身教练都给我点赞……

谁规定孕妇就该是一个样呢？

对我来说，允许自己向前一步，为自己拼，这感觉真的很爽。

　　　　　　　　　　　　　　　　　你的人生不该为怀孕让步

她们的孕期故事

这是我在一次征集活动里听到的故事，讲述者就是你身边的普通妈妈。说她们的故事，不是为了叫你拼，而是想说，如果你想休息一下，没关系；如果你想要继续奔跑，也没关系。

怀孕生子是女性的母职，但孕妇并不是你唯一的身份。你的专业能力和敬业态度是不会因为孕期激素而消失不见的。

@贻丹～说：

复习法考不到一个月，就发现自己怀孕了，后来又带着肚子里的小种子，参加了总计 10 小时的考试。

拿资格证的那天，我挺着大肚子，发证老师态度都特别和蔼。

@樱桃说：

我是高中老师，高三最后半学期发现怀孕了。

纠结过是不是要推掉这个班，重新带高一的。但毕竟带了这些孩子这么久，有感情了，舍不得，所以还是撑着。

怀孕后确实比之前容易累，包括上课、管学生，以及高考的压力，就这样坚持到高考结束。那一年我们班一共 12 个人参加高考，有两个考进了一本，这是我从教以来最值得骄傲的一件事。

@ Willow 说：

我是个牙科医生，孕30周了还上夜班，大半夜的弯着腰给头破血流的病号做缝合。

孕38周，有一天快到下班点了，突然来了个病人，说是在外面诊所拔牙拔坏了转来我们院的。

我带的实习生看我忙了一天，就说老师要不拒了吧。

但想着病人如果这次没拔掉，就还得再忍一晚上，我不忍心还是接了，当天弄到7点多。病人很感激，非要加我微信，10天后，他又找我拔了一颗智齿。

我预产期是1月中旬，但12月份我的工作业绩居然拿了全科第一。

@ 若墨说：

刚接手新工作岗位，就发现怀孕了。我那时还在考高级职称，所以白天要上班，晚上和周末要上课。

自己也觉得很辛苦，但在一次班会上，一个同学对我说：好几次都不想来上课，想放弃了，但每次看到你都会想，怀孕的都这么拼，我哪来的理由放弃呢？

　　　　　　　　　　　　　　　你的人生不该为怀孕让步

孕期运动你需要的心理建设

约翰斯·霍普金斯大学的妇产科教授安德鲁·撒丁做了这么个研究，他让孕妇在跑步机上走或者跑，直到达到自己的极限，不能继续下去。与此同时，宝宝的动作、心率、子宫血流、羊水量都被严密监测以防出现任何问题或紧急情况。

最后的结论是，在运动过程中，连那些怀孕前不锻炼的孕妇，其胎儿都没有发现受到任何影响。

他还有一个发现是，孕妇跑步时，胎儿的位置移动很小，并不像我们想象的那样，跑步会把宝宝甩得晃来晃去。

当然，告诉你这个，不是为了让你挑战极限，而是想让你放轻松一点，生命是个强大的系统，孩子比你想的经得起折腾多了。

我知道，现实里这是每个孕妇都会听到的话：

你现在最主要的任务是安胎，好好休息照顾好宝宝；

孕妇就该多吃多睡，啥都不要想。

同时，这也是很多孕妇放弃的理由：

都怀孕了就别那么拼了，孩子最重要；

孕妇做不了这么辛苦的工作，这次出差就让别人去吧……

这么说的人只是习以为常地表达关心，但是这种关心会一点点蚕食孕妇的信心和活力——明明只是想保持锻炼身体的习惯，或者只是想把自己一直跟进的项目负责到底，却因为身边人这样的关心而停下来，最后变成：算了，忍忍吧，万事以孩子为重。

第一次怀孕的时候，我们家发生过特别戏剧性的一幕。

当时我还是个"小白"孕妇，辛辛苦苦备孕怀上的孩子，医生说了句"孕酮偏低"就被吓住了，急急忙忙请假回父母家休养、保胎，过着被当成"皇后"伺候的生活。

作为一个"负责任"的孕妇，我觉得工作无所谓，放弃一些个人爱好也没什么，安心过着少动多睡的"养胎"生活，仅有的消遣是看看书、刷刷手机。

结果，我爸妈出门见朋友，接收了一堆"孕妇不宜"的灌输，回来就跟我说："手机有辐射，对宝宝不好，对孕妇眼睛也特别不好。"

我爸是个暴脾气，看我一副没往心里去的样子，着急起来就吼了我。我那会儿也是在家待郁闷了，一个没绷住就号啕大哭起来，然后我妈流着泪劝我："快别哭了，你这样爸爸妈妈心疼死了。"

就为了这么个事儿，好险没演变成一家三口抱头痛哭的"悲壮"场面。

现在回想，岂止好笑，简直有点荒诞。我能理解父母当时的那种焦虑，我也能从某个角度看到，中国家庭对待孕妇的过度紧张。

　　　　　　　　　　　　　　　　你的人生不该为怀孕让步

Q：孕妇用手机、电脑有辐射吗？

目前没有任何证据表明使用手机、电脑会对胎儿产生影响。手机、电脑所释放的辐射和电视机释放的差不多，总没有人说孕妇不该看电视吧？而且，即便是每天出门晒太阳，也会有各种波长的辐射，这些辐射跟我们常说的有害于身体的电离辐射、核辐射是有区别的。日常生活中的很多事，如看手机、看电脑，包括晒太阳，只要控制好量，都不会对身体有什么影响。

Q：孕期工作要穿防辐射服吗？

没啥用。生活中的辐射不需要防，真正危险的辐射也很难防住。如果不嫌丑，或者在公交车上想提醒别人给你让座，可以穿着。

Q：孕期上班如何保持精力？

绝大部分女性在孕期可以继续工作，并保持健康和高效。当然，孕妇会容易觉得累，请给自己留出午休时间，在工位上放一个舒服的垫子，每隔 45 分钟到 1 个小时就站起来放松一下身体，适当加餐，觉得需要的时候就吃点坚果、水果和酸奶，多喝水。

Q: 孕妇可以开车吗？

可以，不过注意把座椅调整到舒适的角度，且安全带不要勒在肚子上。

Q: "一孕傻三年"是真的吗？

不是。孕产阶段的身体变化和女性的智商没有关系，出现容易忘事、工作效率下降的情况，主要原因是和宝宝相关的事情大量占据你的脑子，另一个原因可能是睡眠不足。

如果你觉得工作状态受到影响，请记住把工作做好是自己的责任，相信自己的专业能力，同时不要对自己太苛刻。

Q: 怀孕能不能养猫？

可以，发生弓形虫感染的概率并不高，不放心的话，就给家里的宠物做个检测，确认它没有感染弓形虫，并给宠物打个疫苗。孕妇只要不接触宠物粪便就可以了。

一个孕妇能干的事，比你想象的多

"我说不行，我一定要运动，如果我不运动会不开心。"女星陈意涵怀孕 5 个月时，半小时跑了 5 公里，被网友骂上热搜，认为她"不负责任"。后来，她在采访里说："一堆朋友打电话来叫我不要再跑了。"而在怀孕前，她是一个每天跑 10 公里的跑步狂人。

@ 六月给我们的留言说："当时怀孕 6 个月的时候超想去游泳，我说游泳对胎儿和孕妇都好，周围没一个人相信，都让我不要作。我偷偷去游泳馆，商家不让进，以为我要碰瓷。"

真正对孩子负责任的孕期生活，就是听从"这也别干""那也不行"的规则，当一个能躺则绝不坐着、懒洋洋的孕妇吗？

其实，孕期充足且适当的身体活动对妈妈和宝宝都有好处，比如有助于控制体重，降低妊娠期糖尿病、高血压的发生风险，降低巨大儿发生率等。我国《孕期妇女膳食指南》中提到，若无医学禁忌，多数活动和运动对孕妇是安全的。孕中晚期每天应进行 30 分钟中等强度的身体活动。

但实际上，近年来不断有调查数据表明，多数孕妇孕期身体活动明显不足，甚至有逐年下降的趋势。

孕期运动不仅能让你整个孕期更加舒服，还能有利于分娩，加快产后恢复的进程。更重要的是，适当运动能带动宝宝心率，使血液含氧量升高，适应运动的宝宝在出生后会更健康、更聪明、更容易被照顾。

那些不需要因为怀孕
而停下来的生活乐趣

"孕妇适合的运动是散步。"这是我第一次怀孕时，在一本"怀孕指南"上看到的知识点，那本书上还详细列出了孕妇散步的注意要点，包括必须有家人陪同、穿着宽松舒适、天气好的时候才能出门、选开阔平坦的地形……

真把孕妇当成危险物品了，就差没在脑门贴上"轻拿轻放，易燃易爆"，是不是？

作为一个成熟的女人，我不喜欢凡事都跟怀孕扯上关系，也不喜欢被特殊对待，因为我只是怀孕，又不是生病。

二胎孕期满 12 周后，我恢复了之前去健身房锻炼、游泳的习惯。一开始下水心里也没底，我还找了个教练陪练，后来状态越来越好，也越来越放松，就不用人陪了。每周都能游三四次一千米，就一直坚持游到了孕 38 周才停。

唯一的中断，是因为飞去西安上湖畔大学的校长课，再紧接着带团队开会连轴转。两周不游之后，要重新启动居然痛苦起来。到了那个周末，威廉就踢了我一脚："你看你又没洗头，又没化妆，这样的时候都不去游泳，还要等什么时候？"

很多时候，孕妇需要的不是"这也不行""那也不准"的过度关心，而是"想做就去做吧"的支持，甚至是"你很好，别在床上瘫着了"的激励。

虽然开始是为了做好身材管理咬着牙去游泳的，但是到最后，我几乎是

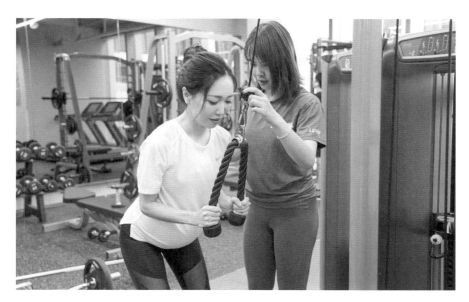

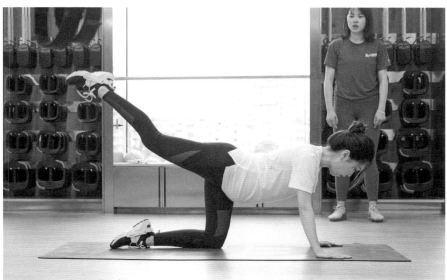

孕期，我也在享受运动

年糕妈妈 ✓ 🏅

19-10-13 22:06 来自iPhone客户端 已编辑 　☆

37周+的大肚婆，1000米蛙泳，一鼓作气完成 ✅
我自己觉得挺好的，中间也不需要休息。就是从更衣
室到泳池，每个人都在看我，还要应付很多善意的搭
讪，"呀，肚子这么大还来游泳啊""呀，你吃得消啊"
"呀，你这是快生了吧"。
我的标准回答就是："嗯。" 😂

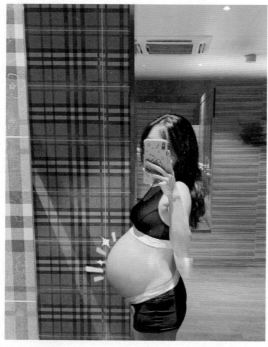

 旻蔚噢
在水里 👀 比散步啥的舒服多了

年糕妈妈：如果有这个技能，真的很推荐孕妈妈多
多游泳

共2条回复 >

19-10-13 22:09　　　　　　　🔗 💬 👍 2

 极端的瓶子 🐱
我也好想去游泳，家人怕不安全阻止了 😂😂😂
😂

年糕妈妈：确实还得考察下游泳池的环境还有人密
不密集啥的

极端的瓶子回复@年糕妈妈:嗯那，因为怕公共水
池的水不干净，所以就被叫停了。😂😂😂

19-10-13 22:10　　　　　　　🔗 💬 👍

🔗 转发　　　　💬 评论　　　　👍 赞

有点上瘾了。尤其是肚子大起来以后，在水里感觉身体变轻了好多，几乎能忘记肚子的存在，腰背的压力得到缓解，夜里睡觉也踏实多了，要是几天不游，我反而会觉得浑身难受。

关于我孕期锻炼的问题，家里老人被我的好状态说服了，态度从"你悠着点"，慢慢变成"锻炼一下蛮好的"。

要说孕期运动最大的压力，大概还是来自群众的目光。

一开始去游泳池，我还能把自己塞进藏肚子的连体泳衣，后来肚子大了，我只能换上分体式泳衣，每次站到泳池边，我几乎能立刻感觉到"唰"的一声，全场的目光都集中在我的……肚子上。

那些目光，有惊讶，有不解，当然偶尔也有"好像还挺酷"的赞许。

孕7个月时，眼看着就快不被允许搭乘飞机了，我赶紧带年糕飞去冲绳度了个三天短假，这是在弟弟出生前专属于他的"独生时光"。

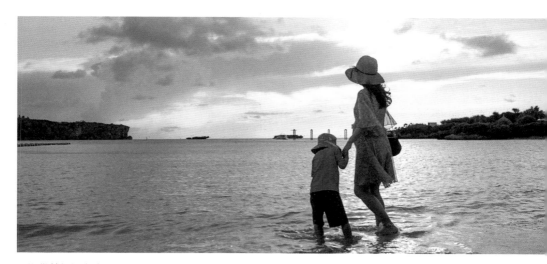

孕期带着年糕去冲绳，度过他已为数不多的"独生时光"

我在怀发糕的前一年开始牙齿矫正，怀孕时还在戴隐形牙套。医生告诉我，只要做好清洁工作就不会有什么问题，所以我的整牙进度完全没有因为怀孕而变慢。变美这件事，也不需要因为怀孕而停下来。

记得有一次在朋友圈发了张去健身房的照片，朋友留言说：真的跟女明星一样了啊！

这几年里，大家陆续听到女明星孕期锻炼的新闻，也惊叹女明星怀孕、生孩子还能那么漂亮，却总觉得离自己很远，看看身边，好像更多的是小心翼翼的孕妇。

我知道每个孕妇，尤其是第一次当妈妈的初产孕妇，难免有过度紧张的时候，因为"不怕一万，就怕万一"，也因为周围人的关心和种种压力，生怕自己做了什么就会对宝宝有影响。

其实，宝宝并没有我们想的那么脆弱，就像《海蒂怀孕大百科》里所说的："他现在正受到世界上最复杂的减震系统的保护——由羊水、坚韧的羊膜、有弹性而肌肉发达的子宫，以及肌肉和骨骼包围的坚固腹腔组成。"只要你产检正常，医生没有额外的叮嘱，不管是做家务、开车、做运动、过性生活，还是工作、旅行，孕妇可以干的事和正常女性并没有什么不同。事实上，哪怕是偶尔摔一跤，大概率都不会伤害到肚子里的宝宝。

宝宝在你的肚子里非常安全，非常舒适，TA 需要的是一个心情愉悦、放松、平和的妈妈。

在孕期依然按照自己喜欢的方式生活，这并不是女明星的特权，而是每个普通女性都可以拥有的选择。而且，孕期对你生活方式的影响越小，你就越能以坦然的状态面对今后的育儿生活。

　　因为育儿生活最大的秘密就是：妈妈好了，孩子才能好。

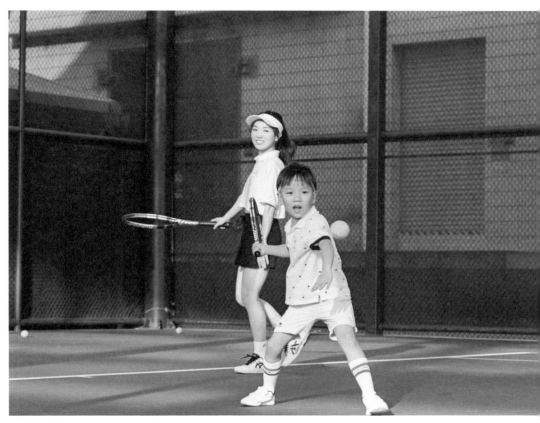

2020 年的母亲节，发糕出生 7 个月后，我去上了第一节网球课。和年糕一起学网球的心愿，达成

Q: 孕期能运动吗？

当然。孕期运动好处很多，不仅可以预防或减轻背部疼痛等不适，还能改善你的情绪和体力，帮助你睡得更好，防止发胖，增加耐力和肌肉力量。

此外，运动还能降低妊娠期糖尿病和高血压的风险，减轻产后抑郁的症状，降低生出巨大儿的风险，让产程更顺利。

孕期锻炼的好处还能延续到产后，帮助体力和身材更快恢复。

Q: 孕期适合的运动项目有哪些？

对于大多数孕妇，建议每次至少 30 分钟的适度运动，如果做不到每天运动的话，一周中最好运动 3 次。

步行、游泳、低强度有氧运动和骑固定健身车都是不错的选择，但激烈身体碰撞的运动、水肺潜水、高海拔运动等则需要避免。

Q: 孕期的运动需要注意什么？

如果你有一段时间没有运动了，要一步一步来，从每天运动 5 分钟开始，逐渐增加到 10 分钟，15 分钟，30 分钟……

运动前记得做热身，喝大量的液体保持水分，不要过热，不要对自己太狠，当你感觉不舒服时，及时停止。

　　　　　　　　你的人生不该为怀孕让步

如果你有心肺疾病、妊娠相关高血压、颈椎问题、阴道出血、早产风险，需要谨慎运动，最好先咨询医生意见。

Q：孕期可以过性生活吗？

只要你的怀孕进程顺利，你可以随时享受性爱。不过……你可能不会总是想要，因为激素水平的变化、恶心、疲劳、孕期的其他反应、对胎儿的担心，都可能会影响你的性欲。

Q: 孕期性生活会导致流产吗？

不会。早期流产通常与染色体异常或胎儿的其他问题有关，和性生活并没有什么关系。但如果你既往有妇科疾病，如宫颈机能不全等，不建议孕期过性生活，可以在早孕就诊时咨询医生。

Q: 孕期性生活对胎儿会有害吗？

不会，你的子宫肌肉和羊水会保护宝宝。

Q: 孕期性生活最好的姿势是什么？

选你喜欢并觉得舒服的体位就可以。

　　　　　　　　　　　　　　　　　　　　你的人生不该为怀孕让步

珍惜这段时光吧——你们很难有机会在与宝宝同屋的时候做爱了。

———

《海蒂怀孕大百科》里提到，性生活中有节奏的宫缩，以及接下来出现的高潮，都会让宝宝觉得像躺在摇篮里。除非医生禁止，否则在分娩前你都可以继续享受性爱和性生活。

Q: 孕期可以烫染发吗？

可以，但要避开孕早期，同时选择温和、刺激性小的烫染药水，如不含氨的染发剂，同时尽量不要让烫染药水触碰头皮。

Q: 孕期可以护肤、化妆吗？

可以。孕妈使用成分简单的基础类护肤品（如单纯补水的）是相对安全的。在怀孕前用了一半的护肤品，只要不含对宝宝有害的成分，是可以继续使用的。

但美白、祛痘、抗皱产品要小心，规避使用含维甲酸、水杨酸成分的化妆品。一些孕妇禁用的化妆品成分，以及含有这些成分的化妆品种类，可以参考下一页表格。

一个提醒是，去产检时不要涂口红，因为真实的唇色可以帮助医生判断你是否存在贫血、缺氧等问题。

Q: 孕期可以用精油吗？

并不是所有精油都不适合孕妇使用，像是洋甘菊、柑橘之类的精油是可以在孕期使用的。但是像迷迭香、鼠尾草、肉桂和丁香这些精油可能会引起宫缩，怀孕期间应该避免使用。

　　　　　　　　　　　　　　　　　　你的人生不该为怀孕让步

孕期禁用化妆品化学成分表

化妆品	禁用成分
指甲油	甲醛
	甲苯
	邻苯二甲酸酯类
香水	邻苯二甲酸酯类
美白祛斑产品	氢醌（对苯二酚）
	汞盐
	违法添加激素
祛痘产品	维A酸（维甲酸）/视黄醇
	过氧化苯甲酰
防腐剂/添加剂	对羟基苯甲酸
	苯氧乙醇
	苯甲酸苄脂
口红/眼影	铅、铝、钛等金属物质
化学防晒霜	羟苯甲酮
精油	迷迭香、鼠尾草、肉桂和丁香
染发剂	对苯二胺

Q：孕期可以用香水吗？

香水中通常含有以"邻苯二甲酸"开头的成分，对宝宝的发育有影响，不建议使用。目前，一些产品中没有具体写成分，而是以"香精"代替，因此看到标有"香精"的化妆品都需要谨慎。

Q：孕期可以做美甲吗？

尽量不要。含有甲醛、甲苯和邻苯二甲酸二丁酯的指甲油，一定不能用。洗甲水中常见的丙酮，也有可能导致宝宝出现发育问题，甚至出现身体缺陷。如果孕妇只是偶尔接触，危害不会那么大。如果你在知道自己怀孕前做过美甲，也不需要过度紧张。

Q：孕期可以防晒吗？

可以。防晒霜可以减少紫外线对皮肤造成的伤害。

Q: 孕期可以看牙吗?

可以。洗牙、补牙甚至拔牙,并不会增加流产风险,在孕期任何时期出现口腔疾病都应该及时去看牙医。

Q: 孕期可以文身吗?

不建议。

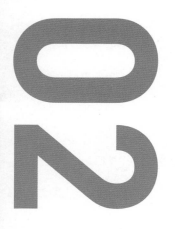

长胎不长肉，
不是女明星的专利

产后第3天，体重100斤

一个人吃两人份，不是指吃双倍食物，而是指摄取双倍营养

长胎不长肉的饮食原则

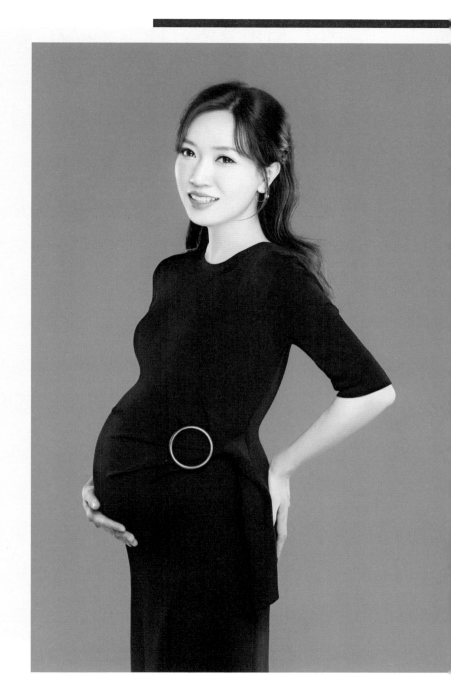

二胎产后第 3 天，体重 100 斤

二胎产后第 42 天回医院复查，一进 B 超室，医生上下打量了我一下，问道："是你检查吗？你刚生完？"

验明正身之后，她感叹了一句："恢复得这么好，都看不出来。"

阅产妇无数的医生能给我这句夸奖，说实话，我心里还是有点得意的。

也恰恰是在那天早上，我的体重回落到了孕前的水平。

当我兴奋地在微博上宣布这件事时，一半的留言在问："糕妈，快说一下你生完是怎么瘦下来的。"

其实，这个问题问错了。

为什么我生完二胎还能这么瘦？因为我孕期就没胖过！

怀发糕前，身高 162 厘米的我体重 90 斤，临产前定格在 109 斤，生下 7 斤重的小发糕后的第 3 天，上秤时是 100 斤。

当时我的期望是产后两个月自然回落到孕前体重，没想到接下来就是见证奇迹的时刻了——

产后第 11 天，体重降到 95 斤以下，肚子明显小了；

产后第 18 天，已经能穿上孕前的牛仔裤了；

产后第 25 天，体重降到了 92 斤以下，直到产后第 42 天目标达成。

这些，都是在我产后恢复锻炼之前发生的。

也就是说，在我生产后，体重是伴随着哺乳的消耗、体液的排出而自然

回落的。

整个孕期、产后的体重管理和目标达成的过程，我一直在微博上和妈妈们同步更新着，很多人惊叹"原来真的可以这样"，但也有质疑：

这不可能！你肯定是节食了！

孕期怎么能节食呢？哺乳期怎么能节食呢？这也太不负责任了！

偶尔在小区里遛娃，也会遇到苦口婆心劝我的大妈：怎么这么细胳膊细腿的？为了孩子多吃点啊！

事实上，我不但没有节食，而且可以很肯定地说，我比大部分孕妇都要吃得好，小发糕在我肚子里长得很好，各项指标都很标准。小发糕出生后，我是纯母乳喂养，他的口粮可是高度富裕的。

我的体重管理不是靠少吃饿出来的，我不会对孩子不负责任。其实，体重管理恰恰是孕期健康的一个重要指标。我能做到"长胎不长肉"，是因为对孕期健康饮食结构的正确认知和积极调整，而维持好身材只是顺理成章的事情。

怀孕后，你一定会听到的这些话

"不能光为了自己美啊，要考虑孩子，你现在需要营养。"

"你吃得太少了，要一个人吃两个人的份才够。"

"孕妇就是很容易饿啊，饿了就得吃。"

"孕妇就要多补补。"

"把汤喝完，营养都在汤里。"

"能吃是福。"

"吃这个，孩子会聪明。吃那个，孩子会长得水灵。"

这些是每个孕妇都听到耳朵起茧的话。

吃得胖 = 营养足 = 孩子好，这个观念简单粗暴，牢不可破。

一旦你怀孕了，吃不再是一份乐趣，而是成了一种责任——到最后，孕妇往往分不清楚，自己到底是因为饿还是因为馋而吃，因为总是有人鼓励你，让你理直气壮地多吃，甚至会产生一种"这辈子也就这段时间可以放心地多吃"的报复性心理。

"孕妇不多吃怎么生胖小子呢？"在老舍的小说《抱孙》里，渴望抱孙的王老太太秉承着这个信条，半夜三更还给怀孕的儿媳妇送肘子汤、鸡汤挂面。

婆婆这样，娘家亲妈也不能落后，"每次至少带来八个食盒"。

你的人生不该为怀孕让步

于是婆婆越发加紧张罗吃食，娘家妈越发觉得女儿嘴亏，两家老人打擂台似的投喂孕妇，似乎唯有如此，才能表达重视和关心，才是对孕妇和孩子好。

被投喂的王家少奶奶，也很争气，送什么吃什么。

结果呢？

孕妇难产，不得已送到医院，被大夫批评："孕妇净吃什么来着？……吃得小孩这样肥大。平日也不来检验，产不下来才找我们！"

这篇把孕产愚昧写得入木三分的小说，出版于 1933 年，写的是民国时候的事。可是 80 多年后，我们的观念进步了多少呢？

在产科，我只见过两个不胖的产妇

这是 2009 年的一篇博客中的内容：

怀孕 8 个月的陈慧琳又接拍广告了，孕期捞金女王非陈慧琳莫属。不过看了这些照片，陈慧琳孕相并不明显，脸没有发胖，身体没有发福，貌似肚子也不是很大。看来陈慧琳要加紧补充营养啊，孕期的女人发胖发福才是最美丽的吧！

短短的一段文字，满是槽点，不但在隐隐嘲笑女性孕期工作是"捞金"，更直接下定义说孕妇就应该发胖发福。

以现在的眼光来看，陈慧琳的孕期身材管理堪称教科书级别，但在当年，她却因为"不够胖"受到非常大的质疑。

后来，八卦论坛上更是流传出各种"假怀孕"传闻，都说得有鼻子有眼的，大家根本不愿意相信她只是在孕期做了严格的身材管理，没发胖而已。

一个原本口碑很好的女明星，就因为怀孕没发胖，被编造了无数黑料。"孕妇就该胖"的观念有多么根深蒂固，对此我也有很深的"一线体验"。

2008 年，从医学院毕业前，我在医院产科实习了两个月，每天见到的都是白白胖胖的产妇。

当时，生完的产妇和待产的孕妇都在一个病区休息，我早上的第一个任

你的人生不该为怀孕让步

务是给她们量体温、血压，还要给孕妇测量胎心，有时候没注意看床头的牌子，看到个肚子大大的产妇就要去量胎心，结果人家喊："哎哎！我已经生了啊！"

这样的乌龙闹了两次，我算是记住教训了，但心里也难免嘀咕：这一个个的也太胖了吧！生产后和生产前一个样。

要说不胖的产妇，我只见过两个，都让我印象深刻。

其中一个，愁眉苦脸地不停哀叹自己"不能吃""不够胖"，抓着医生护士打听孩子会不会"营养不够"。

另一个产妇倒是十分得体，能看出是对自己有要求的知识女性，在一群胖产妇里堪称"一股清流"，让人眼前一亮。结果，没等我过去表达一下对她的欣赏，就听到她身边围着的亲妈和婆婆不停地数落她："你看看人家都养得多好，你太瘦了！"

唉，看着两位老人忧心忡忡，产妇颇为无奈，我也替她感到憋屈。

5 年后，我第一次怀孕，也是亲妈和婆婆轮流来照顾我的饮食，她们最爱说的一句话也是出奇地一致："你现在要一人吃两人份了。"

而她们的做法就是在我吃完一碗米饭之后，再给我盛一碗。

每到这种时候，我都会想起当年产房里的那个画面。

作为一个在孕期积极学习、热爱看书的妇女，我已经有了一些身材管理的意愿，却深深感受到大环境里"拖后腿"的力量有多大。别说家人，产检的医生也从来没有过问和提醒过体重的问题。

最终，我在一胎孕期增重 30 斤，不过放在当年也算是不胖的孕妇了。

而到了二胎孕期，医生是把体重管理作为一个重要指标来看的，几乎是耳提面命地盯着我少吃点。记得孕 30 周产检时，虽然我的体重没怎么长，但是小发糕的腹围大了一圈，医生叮嘱我少吃甜品，少吃碳水化合物，水果也别吃太多。陪我去产检的助理是个未婚未育的年轻妹子，她听后都惊呆了：糕妈吃得不多啊，就这还要少吃？

观念的进步，似乎就发生在这几年。现在，我们已经习惯女明星们把生个孩子身材不走样看成应有的"职业素养"，但普通的孕妇还是会说："那是女明星啊，她们有专门的营养师团队的，我们怎么比？"

其实，我的故事就可以告诉大家，只要吃对了，"长胎不长肉"也不是女明星的特权，而怎么吃对这个事，也没那么难。

你的人生不该为怀孕让步

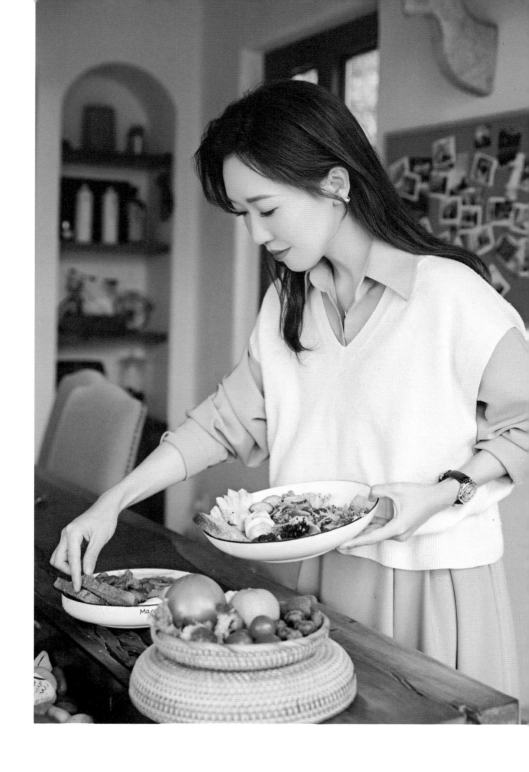

孕妇到底需要吃多少

先让我们来搞清楚，孕妇每天到底需要吃多少才能支持胎儿的发育。

这其实是一个非常简单的数学题。

从热量摄入角度来看，相比孕前（每天 1800 千卡），在孕早期，除非体重过轻，孕妇并不需要额外摄入更多热量，孕中期每天增加 300 千卡，孕晚期每天增加 450 ～ 500 千卡就够了。

数据来源：中国营养学会妇幼营养分会颁布的《备孕妇女、孕妇和乳母平衡膳食宝塔》（2018 年更新版）

孕早期（1～12周）

谷薯类	250～300g
全谷物和杂豆	50～75g
薯类	50～75g
蔬菜类	300～500g
每周吃1次含碘海产品	
水果类	200～350g
肉禽蛋鱼类	130～180g
瘦禽畜肉	40～65g
每周吃1次动物血或畜禽肝脏	
鱼虾类	40～65g
蛋类	50g
奶类	300g
大豆/坚果	15g/10g
加碘食盐	<6g
油	25～30g
水	1500～1700ml

你的人生不该为怀孕让步

孕中期（13～27周）

谷薯类	275～325g
全谷物和杂豆	75～100g
薯类	75～100g
蔬菜类	300～500g
每周至少吃1次海藻类食物	
水果类	200～400g
肉禽蛋鱼类	150～200g
瘦禽畜肉	50～75g
每周吃1～2次动物血或畜禽肝脏	
鱼虾类	50～75g
蛋类	50g
奶类	300～500g
大豆/坚果	20g/10g
加碘食盐	<6g
油	25～30g
水	1700～1900ml

孕晚期（28～40周）

谷薯类	300～350g
全谷物和杂豆	75～150g
薯类	75～100g
蔬菜类	300～500g
每周至少吃1次海藻类食物	
水果类	200～400g
肉禽蛋鱼类	200～250g
瘦禽畜肉	75～100g
每周吃1～2次动物血或畜禽肝脏	
鱼虾类	75～100g
蛋类	50g
奶类	300～500g
大豆/坚果	20g/10g
加碘食盐	<6g
油	25～30g
水	1700～1900ml

300 千卡到底是多少食物

　　肯定比你想象的少，一块 100 克（g）的蛋糕就足够了。

　　所以，不管"我是为了两个人吃"的借口多有吸引力，孕妇的身体需要的额外热量，就只有那么多。

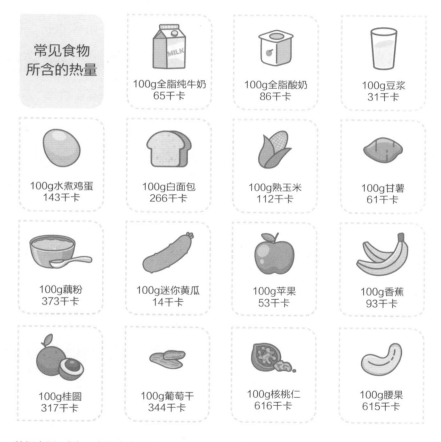

常见食物所含的热量

100g全脂纯牛奶 65千卡	100g全脂酸奶 86千卡	100g豆浆 31千卡
100g水煮鸡蛋 143千卡	100g白面包 266千卡	100g熟玉米 112千卡	100g甘薯 61千卡
100g藕粉 373千卡	100g迷你黄瓜 14千卡	100g苹果 53千卡	100g香蕉 93千卡
100g桂圆 317千卡	100g葡萄干 344千卡	100g核桃仁 616千卡	100g腰果 615千卡

数据来源：《中国食物成分表：标准版》（第 6 版）
美国农业部（USDA）——食物数据中心（FoodData Central）

　　　　　　　　　　　　　　　　　　　　你的人生不该为怀孕让步

孕期理想的增重节奏

比多吃多少更直观的，是孕期增重节奏。我们先来看看目前你的状态，根据美国医学研究所（IOM）发布的标准，评估下你的身体质量指数（BMI）水平。

身体质量指数（BMI）计算公式：

身体质量指数（BMI）＝体重（kg）÷[身高（m）]^2

以一个怀孕前身高 1.6 米，体重 60 公斤的女生为例。她的身体质量指数（BMI）的算法就是 60÷2.56（1.6 的平方数）＝23.4375，那么她的身体质量指数属于正常，孕期的增重范围应尽量控制在 11~16 千克。

偏瘦者 孕前BMI小于18.5	正常者 孕前BMI为18.5～26
孕期增重 12~18千克	孕期增重 11~16千克

超重者 孕前BMI为26～29	肥胖者 孕前BMI大于29
孕期增重　7~11千克	孕期增重　7~9千克

现在该增重多少的量我们了解了，那么平均到孕期的不同阶段，比较理想的增重节奏是：

孕早期
（第1～12周）

1～2千克，可能会因为孕吐体重反而减轻，都是正常的，不用焦虑。

孕中期
（第13～27周）

每周增重0.5～0.7千克，共增重5.5～6.5千克。

孕晚期
（第28周～分娩）

每周增重0.5千克，共增重3.5～4.5千克。

这么算出来的都是只怀一个娃的增重量，如果怀的是双胞胎，建议整个孕期增重 16 ～ 20.5 千克；要是三胞胎，则建议整个孕期增重 20.5 千克以上。注意，并不是上不封顶，一般来说，三胞胎的整个孕期医生都会严格监控。

说服家人停止"无节制投喂"的理由

一、孕妇体重增加得太快太高，会引发孕期高血糖、高血压等一系列

你的人生不该为怀孕让步

健康问题,有可能提高剖宫产率,引发胎儿代谢问题(如低血钙、呼吸窘迫等),严重的还会引发胎儿早产、难产等问题,通俗地说,就是孩子太大不好生。

二、孕期超重对宝宝出生后的健康状况有持续影响,在妊娠过程中,母亲体重越重,其子女在出生时和儿童时期就有可能越胖,这可能是全球每年新增数十万肥胖病例的原因。

说服自己停止盲目多吃的理由

一、随着体重快速增加,皮肤组织过快被撑开会导致妊娠纹的出现,妊娠纹一旦长出来是不可逆的,会跟着你一辈子。

二、孕期超重影响产后恢复,而且多出来的体重,是很多妈妈感到生活失控、沮丧的原因之一。

一个人吃两人
份，不是指吃双
倍食物，而是指
摄取双倍营养。

——年糕妈妈

营养密度

　　一个人吃两人份，不是指吃双倍食物，而是指摄取双倍营养。什么是双倍营养呢？这几年越来越普及的营养密度概念，孕妈妈有必要好好了解一下。

　　营养密度指的是食品中以单位热量为基础所含重要营养素（维生素、矿物质和蛋白质）的浓度。通俗地说，就是同样热量的食物所含的重要营养素越多，营养密度就越高，我们吃它也就越"划算"。

　　举个例子，一杯可乐和一把坚果都是 100 卡热量，但可乐为什么不健康？因为它占据了你的热量份额，却只含有糖，缺少纤维素、维生素、矿物质和其他主要的营养元素，这就是典型的低营养密度食物。这种食物除了让你发胖，没任何好处。

　　在限定热量的前提下，尽可能吃营养密度高的食物，吃出双倍营养，这才是"长胎不长肉"的秘诀。

高营养密度食物图表

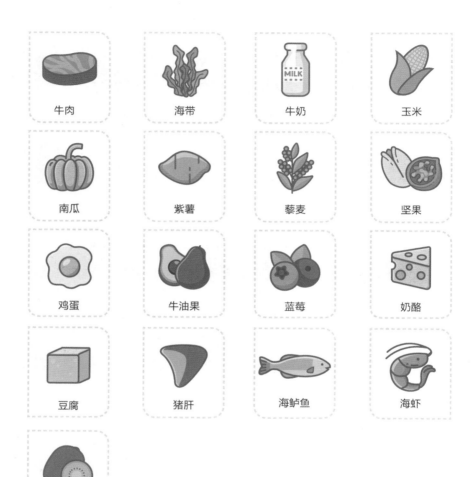

牛肉　　海带　　牛奶　　玉米

南瓜　　紫薯　　藜麦　　坚果

鸡蛋　　牛油果　　蓝莓　　奶酪

豆腐　　猪肝　　海鲈鱼　　海虾

猕猴桃

低营养密度食物图表

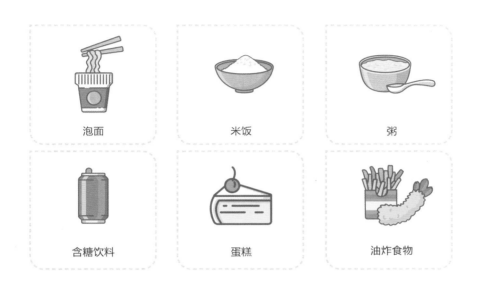

泡面	米饭	粥
含糖饮料	蛋糕	油炸食物

这是一份提醒清单，不是禁忌清单。如果其中有你的舒适食物（comfortable food），就是你抓心挠肝地想吃、不吃不开心的那种，那就吃，只是需要克制一下，不要过量。放松一点，孕妇的心情排第一位。

孕期/哺乳期经常食用深海鱼，有助于宝宝智力发育

———

得克萨斯大学儿科学教授汤姆·布伦纳（Tom Brenna）的研究表明：妈妈在怀孕时，每周吃深海鱼超过 340 克，孩子的语言和智商测试得分明显更高。孩子出生后，如果也能经常吃到深海鱼的话，与不吃鱼的同龄孩子相比，患注意力缺陷多动障碍的风险更低，学习成绩更好，智商更高，平均能高出 9.5 分。

毫无意义的孕期进补

主持人小 S 在她的怀孕日记里，这样描述婆婆每天专门为她熬的滋补鸡汁："把一整只鸡放进一种特殊的锅里，慢火炖几个小时，让鸡的汁慢慢流出来，炖出来只有一碗，再把上面的一层油捞掉，整只鸡的精华都在那一碗汁里，喝了又不会胖。"

其实，老火汤里面没有什么浓缩的精华，只有含量过高的嘌呤和脂肪。几个小时慢炖，特殊的锅子，这一整套流程增加不了多少营养，最多只是增加了孕妇"我很受家人重视"的心理感受。

"只喝汤不吃肉"更是舍本逐末，汤汤水水撑了一肚子，营养密度极低。

一只鸡真正的营养在于它的高蛋白，获取方式也很简单——吃肉。而下面提到的很多"进补"方式，都是在浪费钱！

Q：阿胶、红枣、红糖能补血吗？

不能。

补血的本质是补铁。阿胶的原料只是驴皮，并无特殊的补血效果，反而因为缺少人体所需的色氨酸，也不是一种良好的蛋白质来源。

值得警惕的是，很多阿胶制品在制作过程中要加入大量黄酒，而酒精才是孕妇真正不能摄入的东西。

红糖的成分就是糖，红糖补血只是对于颜色的一种迷信。

唯一含铁的是红枣，但是含量很低，而且不易被人体吸收，吃5斤枣还不如吃一块猪肝补铁有效果。

Q：喝骨头汤能补钙吗？

不能。骨头汤里的钙少得可怜，还不溶于水，喝上一辆洒水车的骨头汤，其补钙效果还不如喝杯牛奶。

Q：吃燕窝孩子会皮肤白吗？

不会。孩子的肤色主要由基因决定。从营养层面上看，燕窝含有的蛋白质并不是优质蛋白，而且其蛋白质含量还没有鸡蛋丰富。此外，燕窝的氨基酸组成也不能满足人体需要。至于其中被作为宣传重点的唾液酸，目前没有任何权威证据表明对皮肤有什么好处。

Q：吃鹅蛋能排胎毒吗？

不能。胎毒就是个伪概念。而且，同样是蛋，鹅蛋的营养成分和鸡蛋、鸭蛋、鹌鹑蛋相差不大。

Q：冬虫夏草、人参炖汤能补元气吗？

元气是啥不清楚，不过中草药保健品有诸多食用禁忌，要谨慎食用。

Q：健康的孕妇需要喝孕妇奶粉吗？

不需要。普通乳制品 + 孕妇维生素片就可以。

Q：健康的孕妇需要额外补钙吗？

每天两杯牛奶（或酸奶）就可以了，同时注意补充维生素 D，保证每天摄入 1000 毫克的钙。孕妇和哺乳期妇女需要的钙和普通成年女性一样，孕妇腿抽筋不是因为缺钙。

Q: 孕妇综合维生素片是必需的吗？

推荐所有备孕女性服用叶酸或孕妇综合维生素片。如果是意外怀孕，那么在知道后立即开始补充叶酸。

补充叶酸是为了预防胎儿出现神经管畸形。而孕妇维生素片中还含有孕产妇额外需要的碘，碘是真正影响儿童智力的因素。

Q: 需要额外补充 DHA* 吗？

如果你的菜单中包含了足够的鱼类（每天半条中等大小的鱼，最好是海鱼），并且你是多吃鱼肉，而不是只喝鱼汤，那么你的 DHA 摄入已经足够了。

如果日常餐食的鱼类很难保证，可以补充一些 DHA。

Q: 需要补维生素 D 吗？

需要。其实，维生素 D 应该从小补到老。

维生素 D 就像小船，载着钙进入血液，如果补钙不补维生素 D，钙就会白白流失掉。如果你的孕妇综合维生素里已经有维生素 D，就不需要额外补。

---

* DHA：二十二碳六烯酸，俗称脑黄金。

你的人生不该为怀孕让步

Q：需要补血吗？

所谓的"补血"其实就是补铁。本身贫血的女性应该先纠正贫血，产检发现贫血也应该积极予以纠正，可以服用铁剂。

铁剂除了可能引起便秘和食欲不振，没有什么副作用，而贫血可能会影响胎儿的智力发育。

另外，多吃肉也可以补铁。

长胎不长肉的
饮 食 原 则

———

原则一：从重视早餐开始

原则二：假装在吃火锅

原则三：给身体更好的碳水化合物

原则四：吃出一条彩虹

长胎不长肉的饮食原则

怀发糕三个月后，我的孕吐明显缓解了，食量也明显比孕前更大了。那时候，我开始在微博上记录我的孕期饮食，第一条就是："鱼虾禽蛋、蔬菜菌菇不限量，水果牛奶加量，唯一控制的是主食碳水的摄入量。"

而这，也几乎是贯穿我整个孕期和哺乳期的核心原则。其实，不管是普通的成年人，还是特殊阶段的孕妈妈，高营养密度的饮食重点是一样的：多摄入蛋白质，保证营养全面均衡。请记住这句正确的废话：孕妇的身体需要的，不是什么滋补的神奇食物，而是丰富多样、均衡搭配的饮食。 然后，把它落实成一点一滴的饮食习惯。

原则一：从重视早餐开始

中国疾病预防控制中心营养与食品安全所发布的《中国居民食物消费和就餐行为分析》中提道："早餐是一天中最重要的一餐，是能量和营养素的重要来源。但早餐也是最容易被忽视的一餐。不吃早餐时，能量和蛋白质摄入的不足不能从午餐和晚餐中得到充分补偿……"

为什么要特别强调早餐？因为早餐是一天中对认知能力和工作效率影响很大的一餐，可惜我们对早餐的重视还远远不够。

我们一天三顿正餐，科学的分配首先就意味着三餐平衡。也就是说，三餐摄入的热量应该大致均衡，营养素同样丰富。

而实际上呢？在很多中国家庭的饮食习惯上，三餐其实是失衡的。

回想当年刚开始一起生活时，我婆婆的早餐就是典型的"中国式早餐"：一大碗白粥配榨菜，觉得不够扎实就再啃个馒头。

白粥是典型的低营养密度食品，成分单一的精加工碳水化合物，早餐喝一大碗粥填饱肚子，这是物质匮乏年代的选择。

不客气地说，这种只有碳水化合物、缺乏蛋白质的早餐，简直就是个营养黑洞。一天总共才三顿正餐，三分之一没吃好，营养密度怎么高得起来呢？

要满足孕期的营养需求，吃好早餐就赢了一半。

现在，我们家的早餐已经形成了一套完整的搭配逻辑，最核心的原则就是每样都有，每种都吃一点：

完美早餐公式

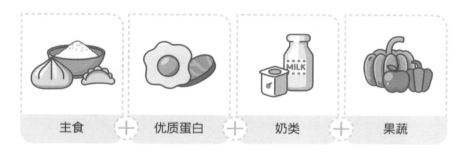

高蛋白类食物，比如卤牛肉、鱼酥等，可以提前准备，方便取用；

主食类，避免白粥，会煮杂粮粥、藜麦粥，或者是馅料丰富的水饺、馄饨、小包子；

奶类，一定要有，我会储备足够的牛奶、酸奶、奶酪，极力主张全家都要从早餐开始吃；

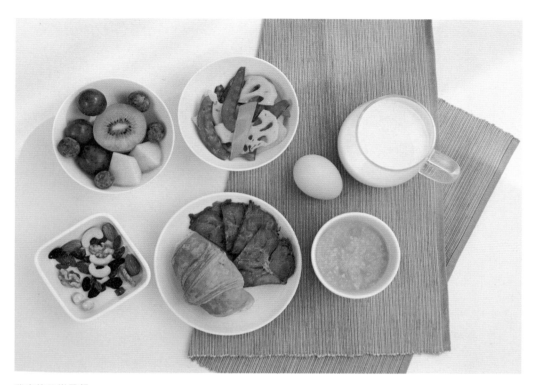

我家的日常早餐

果蔬类，早餐准备蔬菜不方便，但是水果、坚果一定会准备一些，保证营养搭配的丰富。

原则二：假装在吃火锅

提问：吃火锅的正确顺序是什么？

先涮各种肉，然后是丸子、菌菇、蔬菜，再然后来点土豆、红薯，最后下点面条、粉丝当主食。当然，通常到这个时候，你已经挺饱的了，吃不了几口主食。

怀二胎时，我开始改变自己的饮食结构，这时我脑子里经常会冒出这样的想法：咦，这和吃火锅不是很像吗？

火锅当然不能天天吃，但"假装在吃火锅"对我来说则是一个很准确的提示，先吃营养密度高的食物，如新鲜的鱼虾禽蛋、菌菇蔬菜、豆制品，然后补充主食。这样的饮食结构和进食顺序，我在整个二胎孕期一直沿用了下来。

还记得第一次怀孕时，我每顿吃两碗饭，而第二次怀孕时，我只吃半碗饭，却收获了更好的体重管理、更好的精力。在怀发糕30周去产检时，虽然我的体重没怎么长，但发糕的腹围却长了一圈，因此还被医生提醒要"少吃点"，这大概就是最直观的"长胎不长肉"了。

也许你会说：怀孕时饿啊！饮食结构的调整，不仅在于少吃，还在于科学的进食顺序——饿的时候，先不要大啃面包，急于摄入碳水。优先补充高营养密度的蛋白质和优质脂肪，比如吃一把坚果，喝点牛奶，如果可以，再来几片卤牛肉。这样你自然不会在狼吞虎咽下大量碳水后，很快又觉得饿、

你的人生不该为怀孕让步

忘 掉 热 量，
关 注 质 量，
剩 下 的 事 情 交
给 你 的 身 体。

———

哈 佛 医 学 院 教 授 大 卫·路 德 维
希 提 出，让 你 发 胖 和 总 觉 得 饿
的，是 过 多 的 精 制 碳 水 化 合 物。

觉得精力不济了。

原则三：给身体更好的碳水化合物

很多人听到"少吃主食"会本能地抗议，"会饿啊！""吃不饱啊！"说实话，我自己就曾是个不折不扣的碳水化合物爱好者——正因为第一次怀孕时最爱的食物是年糕，我才成了"年糕妈妈"。所以，我并不会劝大家去"戒断"碳水化合物，因为碳水化合物是人体营养素的重要来源之一。不过，我们可以给身体更好的碳水化合物。

2018 年 BBC（英国广播公司）的纪录片《碳水化合物的真相》用颜色对碳水化合物做了一个非常直观清晰的分类，大家可以参考：

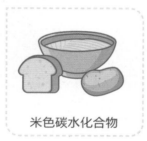

米色碳水化合物

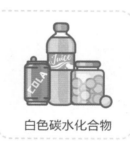

白色碳水化合物

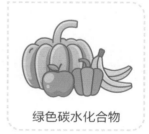

绿色碳水化合物

简单来说，碳水化合物分为三类，淀粉、糖和纤维素。像土豆、大米、面条、面包这类食物，含有丰富的淀粉，被称为米色碳水化合物；汽水、糖果和加工食品中含糖量较高，这类食物被称为白色碳水化合物。

摄入这些食物时，淀粉和糖迅速分解为小分子葡萄糖。葡萄糖进入血液，为身体提供能量，而一旦摄入过多，葡萄糖将以脂肪的形式储存在体内。这

　　　　　　　　　　　你的人生不该为怀孕让步

个常识大家都知道。但是，我在读大卫·路德维希教授的《总觉得饿？》时，发现了值得我们警惕米色碳水化合物的更深层次原因。在书中，路德维希教授告诉我们：我们身体内的脂肪细胞可不仅仅是被动地储存多余热量，它们在接收到命令信号的时候还会主动吸收或释放热量。这个吸收或释放热量的控制器就是胰岛素。因此，一旦胰岛素水平上升，脂肪细胞就非常容易被触发而囤积，这才是大量摄入碳水化合物，又迅速会觉得饿，身体越来越容易囤积脂肪的真相。

蔬菜、水果含有大量的纤维素，而纤维素也是一种碳水化合物，因此这类食物是绿色碳水化合物。这类碳水化合物缓慢地释放能量，是更好的碳水化合物。这里要给大家划重点了，千万不要忽略了水果，它也是碳水化合物，其含糖量不容小觑。很多孕妇说："我好好控制主食，水果就敞开吃，不仅能缓解孕期不适，还能让宝宝皮肤好。"其实，这种想法大错特错。

在二胎孕期，我每餐吃的米饭都很少，这个"少"可以用自己的一个拳头作为提示。我还会用玉米、南瓜、紫薯等谷薯类食物来补充淀粉。不过在吃这些食物之前，我已经先吃了足够的优质蛋白、脂肪和高纤维素的绿色碳水化合物，它们具有更高的营养密度，能更长久地维持饱腹感。我个人的体验和很多科学家的实验都表明，先摄入蛋白质、脂肪，然后用更好的碳水化合物替代密集的精制碳水化合物，是维持健康和良好体重的一个有效方法。

原则四：吃出一条彩虹

中华医学会肠外肠内营养学分会在新型冠状病毒肺炎疫情期间提出了十条防治饮食营养专家建议，其中一条是："保证食物种类、来源及色彩丰富多样，每天不少于 20 种食物，不要偏食、荤素搭配。"这份针对特殊时期增强免疫力、为身体提供更多能量的饮食建议，也同样适用于孕期。

每天 20 种食物才能保证营养丰富多样，这乍一听是不是有点难？我们是不是该做个表格，像列账单一样列一下吃了多少样食物呢？

我觉得没必要，美食是生活中最重要的乐趣之一，把吃变成任务就太无趣了，与其去做"数学题"，不如掌握一些实际的原则，慢慢做出习惯上的改变。

没有完美的食物，只有完美的搭配。食物种类、来源及色彩丰富是一个很有价值的指导原则，尤其是色彩丰富，这是最直观的，当你考虑突破一下食物品种时，就可以像买衣服一样，从换个颜色下手。

尤其是蔬果，强烈的颜色往往是富含维生素和矿物质，含有保护作用的抗氧化物的标志，建议尽可能多地食用多种颜色的蔬菜水果，用彩虹色来保证你对营养的全面摄入。

有时候你需要的就是一个改变的动力，以及逐步的习惯养成。就拿吃水果来说，我们家的习惯是早饭时或者晚饭后一家人分着吃，每人一小把蓝莓、几片苹果、两块猕猴桃，很容易就吃到两三种颜色不同的水果。

家庭餐桌上的菜肴也是一样，要保证色彩的丰富和品类的多样其实一点也不复杂，在一盘炒青菜里加入胡萝卜、香菇，在一碗番茄蛋汤里撒一把甜豆、几朵黑木耳，改变马上就发生了。

你的人生不该为怀孕让步

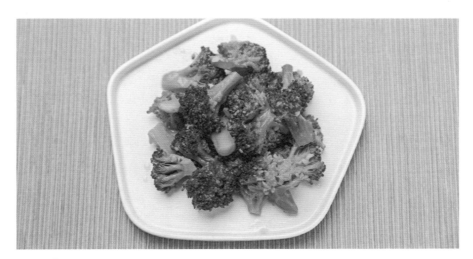

普通小炒

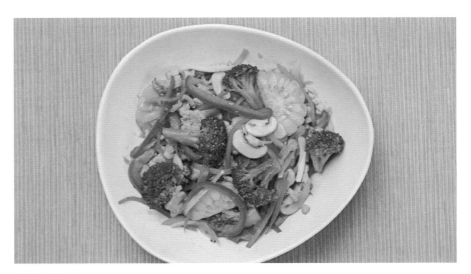

更好的小炒

莫奈尔化学感官中心就曾做过一个实验，将怀孕的女性分成三个小组：

孕期妈妈饮食习惯	宝宝出生后的饮食习惯
孕期最后3个月喝胡萝卜汁，哺乳期不喝	更容易接受胡萝卜
从孕期最后3个月到哺乳期一直喝胡萝卜汁	更容易接受胡萝卜
从孕期到哺乳期都不喝胡萝卜汁	不容易接受胡萝卜

当这些女性的宝宝们断奶并开始吃固体食物时，通过观察宝宝们的表情和其他反应，发现前两组的宝宝对胡萝卜的味道更容易接受

这说明，怀孕和哺乳时妈妈摄入的食物的味道，通过羊水或母乳传递给了宝宝，并影响了宝宝的口味。也就是说，如果想要宝宝以后爱上水果蔬菜，那么妈妈们在怀孕和哺乳期间，自己就要多吃水果和蔬菜。

妈妈们在孕期或哺乳期吃得丰富多样，她们的宝宝也就会更乐意体验各种不同食物的味道，也就更少出现挑食的行为。

其实，健康饮食的关键就是什么都吃一点，摄入全面的营养素，这没有什么神奇的方法，只有正确的认知和持之以恒的坚持。

所以，重要的不是孕妇到底该吃什么，而是怎么吃：遵循科学、健康、高营养密度的饮食习惯，这是让自己和宝宝受益终生的事情。

孕期饮食管理的重点，并不是为了让自己瘦和美，而是建立一个健康的饮食习惯，漂亮的体形反而是自然而然收获的副产品。

孕期饮食禁忌，是一门玄学吗

正确的事情都是相通的，开始走上正确的道路，是怀孕带给你的真正变革。

"什么都吃一点"，听起来很简单，但是对孕妇来说会变得困难重重。

一旦你怀孕了，你可能会不停地从父母、亲戚甚至不相干的小区大妈口中听到一句话，它的句式是：

都是因为你吃了 ×××，孩子才会 ×××。

你们可以看一下这句话的展示现场——

"孩子 3 个月的时候出现血管瘤，所有亲戚都说是因为我在孕期吃了乱七八糟的东西，要不就是因为我用了洗面奶。"

"孩子刚生下来总是哭，被人说是因为我孕期爱吃凉的，孩子肚子疼才会哭。"

"孩子脸上有痣被说是孕期黑芝麻吃多了。"

"不让吃葡萄，说会变成葡萄胎。"

"孩子有唇腭裂说是因为我吃了兔肉。"

"听得最多的是不要吃辣椒，否则孩子出生后眼屎多，连菜里都不让放姜蒜，还说吃了韭菜孩子出生有体味。"

"我孩子黄疸，被说是孕期橘子吃多了。"

"孩子生出来皮肤红红的，我婆婆说是我怀孕的时候吃了辣椒。"

"说某某媳妇孕期吃了螃蟹，孩子生出来会霸道。"

"吃狗肉孩子会吐舌头。"

"宝宝长个把小红点点，都说是我孕期吃了上火的东西。"

"亲妈无数次拦着不让吃冰激凌，说孕期吃冰，孩子生出来下巴会抖。"

"怀孕时是夏天，想喝个绿豆汤都不被允许，说是绿豆汤寒凉，会导致流产……"

这些都是我从真实用户留言里筛选出来的，把它们放在一起，堪称一出迷惑行为大赏。

作为一个医学生，我只看到完全无法用科学解释的混乱。

说句不客气的话，大部分孕期饮食禁忌，都是出于文化、地域传统、被歪曲了的中医理论，甚至是道听途说的经验主义，几乎就是一门"玄学"。

这其中大量的说法都是出于对食物的形状、颜色甚至只是食物名称的迷思。

就拿食物的颜色来说，有人说怀孕时吃多了酱油宝宝会皮肤黑，又有人说怀孕时要多吃黑芝麻，这样宝宝的头发就会很黑。同是黑色食物，是什么神秘的力量在安排着它们的去向呢？

再说，要是食物颜色真有那么大的影响力，那我按照"彩虹色"原则来吃，发糕岂不是该长成朵七色花？

如果说孕期饮食禁忌是门"玄学"的话，它的流派众多也常让人无所适

　　　　　　　　　　　　　　你的人生不该为怀孕让步

从。就拿葡萄来说，有人坚信孕期该多吃葡萄，才能让生出的孩子眼睛黑亮似葡萄（形状的迷思），又有人说吃葡萄会生出葡萄胎（名称的迷思）。

听谁的？葡萄有什么错呢，它只是一种水果。

很多听起来明显是鬼扯的禁忌，大家为什么还在遵守？

因为承担不起被指责"对孩子不够负责任"的压力，"宁可信其有"。每次看到一个孕妇非常谨慎且郑重地问我"糕妈，我吃个 ×× 不要紧吧"，或者是"没忍住吃了个冰激凌现在后悔又害怕"的时候，在宽慰她之余，我都想大声疾呼：

你的孩子没那么脆弱，"因为吃了什么，孩子就会怎么样"，这是孕妇完全不必要背负的压力。

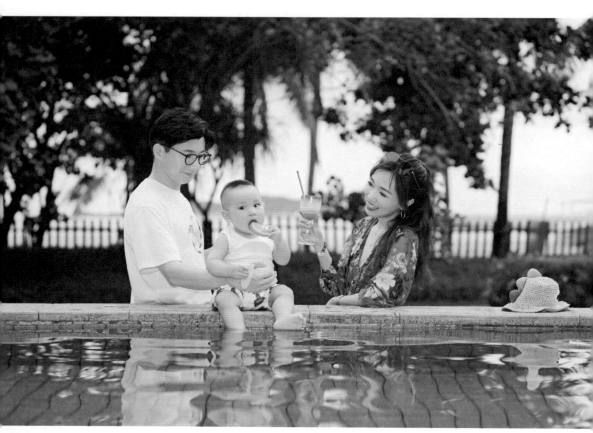

孕期饮食"百无禁忌"的我，二胎小发糕长这样

你的人生不该为怀孕让步

孕妇真正不能吃的东西

孕妇真正不能吃的东西，请大家看清楚：

生食或未熟透的食物，烟、酒、标明孕妇禁用的药物、毒品。

以上。

没了？

真没了。是不是意犹未尽，想要一张详细的清单？

下一页有你想要的清单，列出的是隐形酒和隐形生食，以及它们带来的

隐形风险。

隐形酒

蛋黄派、草莓派、巧克力派等

酒心巧克力

啤酒鸭

酒酿蛋

酒酿丸子

醉蟹醉虾

红油腐乳

料酒

含酒精的漱口水、爽肤水、花露水、防晒霜等

放久了的猕猴桃、葡萄等

阿胶

隐形生食

石锅拌饭
（蛋是生的那种）

日式拉面里的溏心蛋

嫩牛排

火锅里没熟透的肉

芝士蛋糕、提拉米苏

含生食的寿司

未全熟的煮海鲜

你的人生不该为怀孕让步

酒精和生食带来的隐形风险

第一次怀孕时，我被我妈"投喂"过阿胶糕。

当时虽然知道这玩意儿并不补血，但是为了让我妈"感到欣慰"，我就把它当个安慰剂吃了。

但是我很快就发现，阿胶糕真正的问题不是不补血，而是它在制作过程中会加入大量黄酒。

而我的另一位朋友，整个孕期都遵照老家的滋补食谱，每天早晨吃一大碗酒酿炖蛋。

大部分被判定不适合孕产妇的食物都是莫名含冤，然后孕妇又在家人的爱心和关怀下吃下对胎儿真正有害的东西，这真的很荒诞吧？

再强调一次，孕妇真正不能摄入的东西：生食、酒精。

生的、未完全加工熟的食物，风险在于可能含有弓形虫、沙门氏菌等病原体，酒精的风险则在于能进入胎盘，威胁胎儿的发育和健康。

只要牢记这两点，对入口的东西问一问：彻底煮熟了吗？含酒精吗？大概率就能杜绝掉"孕妇不宜"了。

就像我怀发糕的孕早期，糕爸对我的日常饮食就是按照这两个原则来检查的，牛排熟不熟、鸡蛋是不是溏心、食品里有没有酒精，做到必要的谨慎。

除此之外，你在饮食上完全享有自主权。

接受自己的口味变化

孕妇都会有百爪挠心想吃点啥的时候，或者是奇怪的口味变化，这都很正常。

科普作家琳达·格迪斯在《怀孕中 150 件需要科学对待的小事》里提到，85% 的美国孕妇有过特别想吃某样东西的经历，比如，安吉丽娜·朱莉在怀孕的时候特别喜欢吃巧克力配桂皮和辣椒，凯特·布兰切特则对酸黄瓜和冰激凌情有独钟，而布兰妮·斯皮尔斯竟然说想吃土。

琳达·格迪斯分析了孕妇对不健康食品的渴望，其中 40% 想吃甜食，33% 渴望咸食，辣的排第三，这也是有科学解释的。对咸味的渴望可能是由于孕妈妈血压增加，身体需要更多的盐分来维持体液平衡。而为什么孕妈妈想吃甜食呢？这可能跟我们很多人在经期的感受是一样的。

女人往往在月经周期的后半段时受黄体酮的影响，想吃高糖、高脂的食物。在孕期，黄体酮的升高带来的口味上的副作用，可能就是让你非常想在下午来块蛋糕、吃个冰激凌，或者是喝下一大杯珍珠奶茶。

就拿我来说，怀发糕以后，我对盐的敏感程度直线下降，吃什么都嫌淡。有一次陪我吃了重口味川菜之后，糕爸连喝了 4 杯水，而我却没什么感觉。

孕期的口味可以根据自己的喜好来，是咸是淡是甜是辣都没事，重点是要在你的血糖和血压水平允许的情况下。要注意的不是吃得辣了娃会上火之类莫名的禁忌，而是患妊娠期糖尿病和高血压的风险，它们跟孕期的饮食习惯息息相关。如果指标不理想，医生也给过明确提醒，那还是得控制。

想吃什么，一方面是身体所需，另一方面是满足感的需要。如果你真的特别想吃某种东西，那么先回想一下自己每天吃了什么、吃了多少，再去做个均衡就好。

记住一个原则：你需要克制，但不需要禁忌。

Q: 吃寒性食物（螃蟹、西瓜等）会流产?

螃蟹，孕妇被坑排行榜的 No.1。没有任何可靠的证据显示孕期吃螃蟹、西瓜会造成流产（听说"隔壁阿姨的表姐的女儿的同事吃了螃蟹后流产了"这种不算证据）。

Q: 吃辣孩子生下来容易过敏?

那四川、湖南、贵州的小朋友生下来是不是都过敏……
可以吃辣，按照你的饮食习惯来。

Q: 酸儿辣女?

胡扯。

Q: 不能吃冷的?

健康孕妇可以喝冷饮、吃冰激凌，只要干净、卫生就可以。有些孕妇吃冷饮不舒服，可能是冰箱污染的问题，这时该注意的是正确存放和冰箱清洁。

你的人生不该为怀孕让步

Q：吃酱油会让宝宝变黑？

不能。如果肤色那么容易改变，各大化妆品公司的研发部门就不用天天想破头了。皮肤的颜色是由皮肤内黑色素的多少决定的，黑色素的多少是由基因决定的。

Q：孕妇能不能喝咖啡？

分情况。很多权威机构，比如欧洲食品安全局等，把每天摄入 200 毫克的咖啡因，作为孕期咖啡因摄入的安全限量。但后来，很多研究指出，这个 200 毫克是可以接受的量，而不是零风险的量。如果你之前没有喝咖啡的习惯，那么建议你整个孕期完全避免咖啡因摄入。如果你之前不喝咖啡就不行，建议在整个孕期，每天摄入咖啡、奶茶、可乐等含有咖啡因的饮料时，一定要严格控制好量。

除此之外，百无禁忌

回想第一次怀孕的时候，我还是个小心翼翼的孕妇。

记得当时特馋麦当劳的汉堡，憋了好几个星期才让我爸开车带我去买了一个。我现在还能清楚地记得，面包、炸鸡和酱料混合着吃到嘴里时的感觉，我觉得那是我这辈子吃过的最好吃的汉堡。

但我同时咽下的，还有满满的罪恶感。

当时的想法很单纯——这是不该吃的垃圾食品，吃了就是对肚子里的孩子不负责任。

后来，我在很多妈妈身上看到这种对自己的苛求，不管吃什么都要问一句"孕妇能吃吗"，或者不管吃什么，周围总有人说："你怀孕了还吃这个？"

如果你特别想吃某样东西，虽然不太营养，但是能让你味蕾舒服，能让你感到放松和满足，那么去吃一些其实不要紧。偶尔想喝杯可乐、奶茶、咖啡，或者吃个冰激凌、撸个串、来顿火锅，都可以放松享受。

很多时候，食物是孕妇调节情绪很重要的途径，如果喝可乐对你的情绪健康有帮助，你就喝，反正你又不会每天都喝上三罐，对不对？

一样食物，是否爱吃，吃了是否舒服，这是一件很私人的事情。但对孕妇来说，有太多禁忌和条款夸大了吃的责任，成了孕期生活的负担。实际上，只要忘掉那些不科学的禁忌，你可以自然地做出自己的选择。

你的人生不该为怀孕让步

我喝的不是咖啡，是自由

曾经，我是一个离不开咖啡的人。头胎孕期，每个星期我会允许自己来一杯低咖啡因的拿铁。第二次怀孕，我注意到很多关于孕期喝咖啡的最新研究，于是在孕早期的时候，我花一星期戒掉了咖啡。但是在孕中期之后，我没有出于毫无必要的担忧而把咖啡当成禁忌，而是会选择喝低因咖啡，比如低因拿铁。因此，我经常会接受来自咖啡店小哥关切的提问："你可以喝咖啡？真的没问题吗？"

"嗯！"

有时候，一杯咖啡带来的感受，是"虽然怀孕，但生活还没有失控"，喝点自己想喝的，也是对自己生活仍有掌控感的重要部分。

之前有位"年糕妈妈"的用户留言说："自然离乳成功后那晚，悄悄起床，打开小夜灯，摸黑吃上了辣鸡翅、辣毛豆和麻辣小龙虾，一边吃一边流泪。我等了三年多终于可以自由吃东西了！"

其实我特别想对她说，吃东西的自由，你本来就不需要放弃。

咖啡不喝不要紧，旅游不去不要紧，化不化妆不要紧，牺牲一点生活乐趣不要紧……

是的，这些小事都不要紧，但是你一旦默认了，从吃的开始，这种无处不在的规训，今后会充斥你的人生。

而你的母亲身份，本来完全无须附加上这种隐忍和牺牲。

所以，我的建议是，一开始就不要盲从这套规则。

怀孕、当妈，并不意味着你理所当然就要牺牲，甚至放弃自己的生活乐趣，掌握科学的知识，然后淡定一点，心态强大一点。

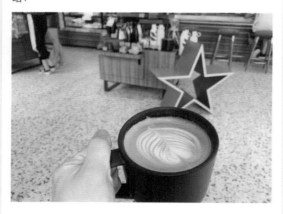

 年糕妈妈
19-8-31 22:31 来自微博 weibo.com 已编辑

31周，睡觉越来越累，总有一种"肚子没地方放"的感觉，连带着腿啊，背啊，腰啊，甚至手臂啊，哪儿哪儿都不舒服。

在两腿间夹个枕头，再抱个抱枕/枕头啥的，能缓解，但是缓解有限。睡不好的频率就是越来越高了。

昨天晚上就各种不舒服，从身体的不适，到工作上的一些挫败感，延伸到对人生对自己的怀疑，还跟糕爸作了一大场。呃，激素真是一件可怕的事情。

最后两个月不容易，干了这杯咖啡，姐妹们一起加油哈！

分享到

转发 7　　评论 175　　　　　　　赞 179

转发　　　评论　　　赞

妮妮妮子在努力
喂奶可以适量喝咖啡吗？

年糕妈妈: 医生建议孕妇一天摄入咖啡因不超过200毫克。以下作为参考：一杯煮咖啡（237ml）含咖啡因约95mg，一杯茶（237ml）含有咖啡因约47mg，一听可乐（355ml）中含咖啡因约33mg。

我很丑到我很好吃: 那可以喝可乐吗？

共7条回复 >

19-8-31 22:49　　　　　　　　　　5

SunnyJJLin
哺乳期可以喝茶吗？

19-9-1 17:13

喝掉这杯咖啡，
倒掉你的愧疚。

——年糕妈妈

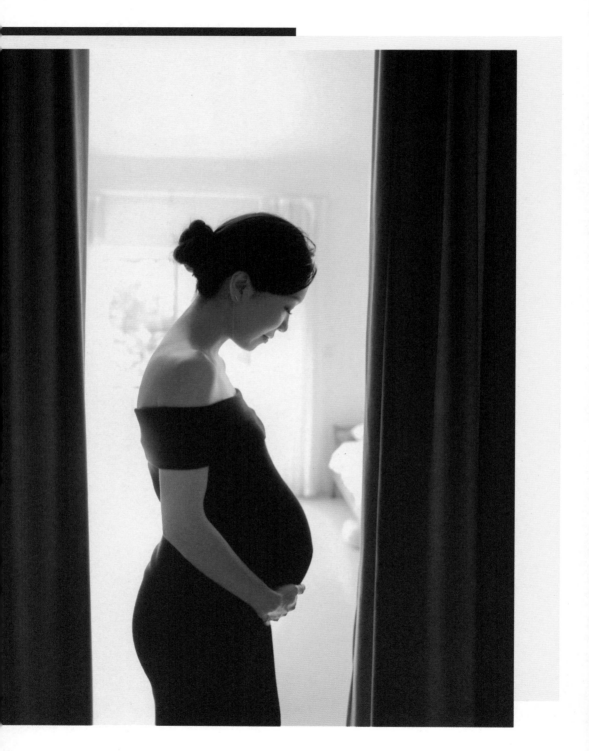

神仙也救不了你，
但无痛分娩可以

不疼，才有无限可能
我的待产包清单
顺产对孩子更好吗

原来，生孩子真的可以不疼

"吸二三四，呼二三四……"

阵痛已经持续了三四个小时，我孤零零地躺在待产室，唯一能做的事情就是盯着头顶的那盏灯，一遍遍练习着拉玛泽生产呼吸法，耳边还附赠二三十个产妇此起彼伏的三维立体环绕哭声……

这是第一次生孩子时，烙印在我脑子里的画面。

在那个等待年糕出生的凌晨，我度过了人生中最煎熬、最漫长的几个小时，心里始终只有一个声音：熬吧，神仙也救不了你。

就像绝壁之上只有一条路，只能一个人走，即使家人环绕，却也分担不了你的一丝疼痛和绝望感。

直到 5 年后第二次进产房，我才知道，原来神仙都做不到的事，无痛分娩可以。

"去产房看过那些痛得毫无尊严的产妇，就会发誓以后生孩子一定要剖；去过剖宫产手术室，看肚子这么一层层被划开，就会想还是别生孩子了；再去人流手术室看看……得，干脆都不想当女的了。"——这是我在产科实习时，女同学间流传很广的一个说法。

因为怀孕生产而带来的身体伤害和疼痛体验，是女性的"生命不可承受之重"，对于产痛的畏惧，更是始终笼罩在孕妇头上的阴影。对于这种真实摧毁身体和精神的疼痛，只是高唱母爱颂歌是不够的，我们该想的是怎么让自己不疼。

你的人生不该为怀孕让步

无 痛 分 娩
可 以 拯 救 你

———

无痛分娩在医学上称为分娩镇痛，其中椎管内分娩镇痛是效果最确切的方法，由有经验的麻醉医生在产妇顺产过程中把小剂量的麻药注入产妇椎管，从而在分娩时起到镇痛的作用。它可以改善产妇因产痛引起的紧张状态，减少不必要的耗氧量，防止母婴缺氧的发生。

打无痛分娩针原来是这样的

"打好了。"

"啊，这就好了？"

说这话的时候，我还保持着麻醉医生要求的姿势，双手抱膝，像个被煮熟的大虾那样把背部弓起来，紧张又紧绷。

看着麻醉医生已经麻利地收拾东西准备走了，我整个人感到一阵恍惚：这就……打上无痛分娩针了？

这是我第二次生孩子时的场景。

凌晨 3 点见红去医院后，为了开宫口，医生让我在病房里大步走，做骨盆摇摆，一直耗了一整个上午，长时间的等待之后，我只有一个盼头：什么时候给我打无痛分娩针？

终于，到中午 12 点时，医生评估：可以了。

在二胎孕期，我看了很多关于无痛分娩的资料，也看到微信公众号的后台有很多准妈妈问："糕妈，我特别怕疼，想打无痛分娩针，但是家里人都反对，打无痛分娩针真的影响用力，拖长产程，对孩子不好吗？"

对无痛分娩了解得越多，我的决心也就越强烈：这次生孩子，我想体验无痛分娩，然后把我实际的感受告诉对此心存疑虑的妈妈们。

发动前，我担心的是临产时情况瞬息万变，比如急产、开宫口过快，这样可能就没机会打无痛分娩针，结果……又是我想多了。

什么二胎会生得特别快、特别顺的说法，搁在我身上都是鬼扯啊！

所以，当我在害怕宫缩加剧和期盼宫缩加剧的拉扯中终于打上无痛分娩针时，心里只有满满的庆幸。

打完针几分钟之后，我开始有了真实感，那要命的宫缩疼痛，真的消失了！

就像前一刻还在寒夜苦雨中跋涉，下一刻却泡进了温泉，舒服得只想叹气，"一秒天堂"就是这意思了吧，太神奇了！

本来每次宫缩肚子都疼得要命，但打了无痛分娩针之后，我只有摸到肚子发硬才知道宫缩还在继续。麻醉医生还说，接下来整个产程都争取让我感受不到疼痛。

妈呀，最后生的时候也能不疼吗？

医生的答复是肯定的：是的，生的时候也可以不疼，无痛并不会影响生产用力。

因为疼痛的消失，身体上的紧张和精神上的紧绷都被卸下了，放松的感觉层层袭来，于是，我在产床上、威廉在旁边的沙发上，我们俩都踏踏实实地睡了一觉。

几个小时后，我们的生活秩序就会再次被一个小家伙掀翻。

这一刻的平静，千金不换。

不疼，才有无限可能

一觉醒来后，我的脚开始发麻，一会儿手痒，一会儿背上痒，到后半程还出现了呕吐，把午饭全给吐了。医生说可能是因为我对麻药有点过敏，呕吐也是麻药的一种副作用。但脚麻、身上痒和呕吐这些不舒服，和生产前的宫缩相比，那都不是事儿啊！

4 个小时后，宫口全开，第二产程来了。

因为精神和体力都很好，我高度配合医生指令进行着憋气、用力的动作，医生们还特别表扬了我憋气憋得好，一口气能憋很长时间。

这个表扬我受之无愧，毕竟我可是坚持游泳到孕期 38 周的健将呢，每次一千米不是白练的！

可别小看憋气这个细节，电视剧里那些产婆大呼小叫让产妇拼命用力，其实只会造成更严重的撕裂，正确的用力方式是：憋住一口气均匀往下推，憋得越久、推得越缓慢均匀，生得就越快，对产道损伤也越小。

就在我心里生出"这次也许不用侧切"的侥幸时，意外发生了：小发糕有一分钟突然听不到心跳了！

医生判断是宝宝在经过产道时手卡在脖子上，他们很快采取措施把他拉了出来，而这也不可避免地给我带来了会阴部撕裂。

"哇——"

哭声响亮，小发糕出生了。

我的眼泪也一下子汹涌而出。这可把医生们吓坏了，拼命安慰我不要哭，说还有第三产程，还有出血这一关，分娩过程还没结束，经不起巨大的情绪波动。

我抹掉眼泪告诉大家：其实我还好。

让我难以自抑的是悬着的一颗心终于落地的激动，更是身为一个母亲最本能的骄傲和满足。

进产房之前，我一直都以为，对第二个孩子的到来我会非常平静，等到真把小发糕抱在怀里时，那种特殊的感情体验却还是那么强烈。

有句话说，每对母子都是生死之交。生孩子这件事儿，没有什么"熟能生巧"，每次进产房，都是一场直面疼痛和风险的豪赌。

发糕的出生时间是傍晚 6 点，离我在凌晨 3 点见红已经过去了 15 个小时，如果不是打了无痛分娩针，我的二胎产程可能绝不止最后这点刺激的插曲，而会是一场剧烈而漫长的痛苦。

这让我真切地体会到，无痛分娩是一个多么正确的决定。

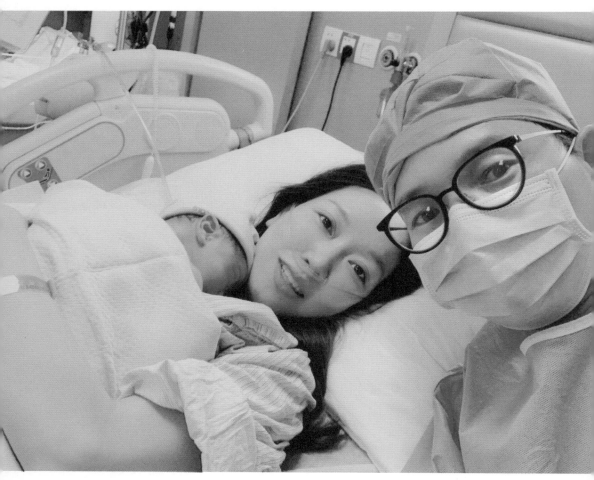

怀抱着我的二胎小发糕，还有陪产没有睡着的老公，心里充满了感激和幸福

你 的 人 生 不 该 为 怀 孕 让 步

无痛分娩，值得你好好了解

发糕出生后，我近乎亢奋地向每个来看我的朋友、同事一遍遍地讲无痛分娩有多好，结果收获了一个非常扎心的问题：

无痛分娩这么好，你头胎怎么没打无痛分娩针？

答案是：那时候我根本不知道可以打无痛分娩针！

老大年糕出生在 2014 年。当时我和威廉在苏州工作，我产检和分娩的医院是苏州市妇幼保健院，本地人通常称呼它为"母子医院"，在苏州已经是公认的生孩子最好的医院了。身为一个初产妇，我规规矩矩地去产检，一节课不落地去上孕妇学校，勤勤恳恳地练习拉玛泽生产呼吸法，只是"无痛分娩"这四个字，既没有在指导手册上出现，也没有从医生口中被说出过。

说起来，我也是曾在产科实习过的一名医学生，但无痛分娩对我来说却完全是一个知识盲区，我从没想过顺产居然还可以有这样的选择。

事实上，国家的大力推广和公众对无痛分娩的认知提升，发生在年糕出生后的这几年。

2018 年"两会"期间，全国政协委员黄宇光在建议加大麻醉医生的培养时提及，我国分娩镇痛比例不足 10%。

就在那一年，国家卫生健康委员会明确发文提出从 2018 年到 2020 年，在全国开展分娩镇痛试点，逐步在全国推广分娩镇痛的诊疗。

推广无痛分娩的好处是显而易见的，一些试点医院的产妇数据显示，开展分娩镇痛之后，其剖宫产率、会阴侧切率、新生儿的 7 天死亡率和使用产钳率都得到了不同程度的下降。

　　而发糕，正是在这个政策出台一年后出生的。

　　　　　　　　　　　　　　　　　　　你的人生不该为怀孕让步

关于无痛分娩的快问快答

Q：生孩子的时候痛一痛，不是对宝宝有好处吗？

自然分娩时，产道挤压对宝宝有一定的好处，但这个好处并不是疼痛带来的。相反，生产时的过度疼痛可能会引起产妇呼吸紊乱，进而导致宝宝酸中毒或者低氧血症。

Q：打无痛分娩针会影响生孩子时用力吗？

在自然分娩过程中，使用的硬脊膜外麻醉，只会消除痛苦，不会让产妇的肌肉力量减少，产妇就算打了无痛分娩针，依然可以在医生的指导下用力，不会因为麻醉失去知觉而影响生产。

Q：打无痛分娩针会对妈妈有影响吗？

无痛分娩是将药物注入脊椎椎管的一种麻醉方式，也就是一般说的半麻。经过医生安全评估后的无痛分娩，对妈妈没有不良影响。少部分产妇可能出现头疼、呕吐、低血压、嗜睡等麻醉副作用，这些都在正常可控的范围内。

Q：打无痛分娩针会对宝宝有影响吗？

不会。无痛分娩使用的镇痛麻醉药物浓度仅有 0.125%，且主要作用在局部。只有极少剂量麻醉药物，会经血液吸收到妈妈的身体里，通过胎盘屏障接触到胎儿的药量已经微乎其微了。

Q：打了无痛分娩针，真的就一点都不疼了吗？

每个人对麻药的敏感程度不同，无痛的效果也会有所不同，有些人还是会有 2～3 级的疼痛。我大概就属于对麻药特别敏感的那种人，打完无痛分娩针后几乎就没怎么感觉到痛了，我有个朋友形容打了无痛分娩针后，"就像拉了坨屎一样，就把孩子生出来了"。

Q：打无痛分娩针会导致腰酸背痛吗？

麻药本身不会导致腰酸背痛。针眼处可能会有暂时的疼痛。腰酸背痛多半可能和孕期脊椎压力、产后抱娃和日常姿势不正确有关，跟打麻药无关。

Q: 无痛分娩有条件限制吗?

有。不是所有人都适合无痛分娩，需要请专业医师评估自身条件才能决定。

Q: 有医生说宫口开到 7 厘米了，
打无痛分娩针就没意义了，是吗?

不是。只要产妇符合无痛分娩条件、有疼痛并主动提出镇痛要求，无论何时都可以打。不过真实的情况是，当宫口开到 7 厘米时，很有可能已经来不及打了。

Q: 打无痛分娩针会拖长产程吗?

过早打无痛分娩针可能会在一定程度上拖长产程，而过长的产程有时会导致胎儿宫内窘迫。所以，每家医院对打无痛分娩针的时间点都有自己的把控，目前国内大多数医院还是以宫口开到 2 ~ 3 厘米作为标准来进行分娩阵痛的，经产妇可以适当提前。所以，到底什么时机打无痛分娩针，一方面是看产妇的诉求，另一方面还需要医护人员进行个性化评估后，选择恰当的时机。

她们的生产故事

2017 年 8 月，陕西省榆林市一家医院的妇产科，临产孕妇马茸茸从 5 楼分娩中心坠楼，因伤势过重，最终她和孩子都没能救回来。

据《三联生活周刊》报道，坠楼之前，马茸茸由于阵痛难忍，曾多次明确表示自己要剖宫产，因为在她的概念里，马上剖了，就可以不疼了。

这起轰动一时的"产妇坠楼"事件，让生产疼痛以这种惨烈的方式被广泛讨论。而当新闻的评论里有人问"她为什么不打无痛分娩针"时，马上有更多人回应发问者：

这也太娇气了吧。

生孩子哪有不疼的。

无痛分娩针会不会影响小孩啊。

打无痛分娩针的妈妈很自私。

生孩子越自然越好……

每个人都可以随口说出"生孩子哪有不疼的，现在年轻女孩子就是太娇气了"，可唯有产妇自己知道个中滋味。痛是一种个体经验，既不能按"级"去分类，更加不能用"为什么别人都能忍，就你不能忍"去要求。

从 1847 年英国产科医生辛普森首次利用乙醚为一位骨盆畸形的产妇实

你的人生不该为怀孕让步

施无痛分娩算起，时间已经过去一百多年了，人类早就有足够的能力把疼痛赶出产房，却还有很多东西顽固地要把疼痛和生产捆绑在一起，这无关技术，而是陈旧观念的因循。

"我恨你一辈子。"

——2018 年 3 月，杭州一名产妇哭着对丈夫说出了这句话。这名产妇要求无痛分娩，丈夫却拒绝在无痛分娩同意书上签字，他认为麻醉对小孩不好，对大人也不好，哪怕医生已经清楚解释了无痛分娩不会影响产程，也不会影响胎儿，但这名丈夫依然不为所动。在开展无痛分娩试点的医院里，医生往往要花大量时间去给家属做思想工作，反复讲解，但收效甚微。

"我怎么也没想到，不让打无痛分娩针的会是我亲妈。"

——这是我一位朋友的亲身经历，她顺产的时候痛到昏死，但她亲妈拦着不让打无痛分娩针。她生完孩子的感觉就是：半条命都没了，在家躺了半个月才稍微有点精神。

"男的怎么知道女的分娩痛不痛？"

——在看世纪爱情故事《平如美棠》时，有一个画面记录的场景是美棠听平如讲解"无痛分娩法"。

这发生在 20 世纪 50 年代初，上海各家产科医院大力宣传推广苏联巴甫洛夫所创造的"无痛分娩法"。生活在那个年代的美棠已经知道了无痛分娩，她听平如说完，淡淡地问："女人生孩子，你们男人怎么知道痛不痛？"说时迟那时快，她用力在平如左腿上捏了一把，疼得平如哎哟、哎哟地大叫。

这个镌刻着时光印记的浪漫画面，照进今天的待产室，却演变成了夫妻之间、婆媳之间，甚至是母女之间毫无意义的撕扯。而撕扯的结果，全部都要由产妇一个人承担。

科技发展的终极目标之一，就是为人性的关怀带来更多可能。现代生活的方方面面都在享受人类文明的成果，可为什么在生孩子这件事上，女性还要承受最原始的折磨呢？

希望我的亲身体验，可以让大家知道无痛分娩并不可怕，它的推广需要更多的科普知识为它正名。

不管用不用无痛分娩，每一位母亲都在靠着母爱的本能，拼尽全力生孩子，不要让盲目的标准绑架了妈妈本来可以有的选择。

新生命的到来不是必须以产妇的剧烈疼痛为代价的，而疼痛也不该成为母亲的"入场券"！

　　　　　　　　　　　你的人生不该为怀孕让步

产妇分娩是否痛苦，
反映了一个社
会的文明程度。

————

为产妇减轻痛苦，是对生命个体
的尊重，也反映了一种生育文明。
——中国社会科学院社会学所研究员李银河

< 返回　　　　　**微博正文**　　　　　· · ·

年糕妈妈 ✔ 🎀
19-10-30 09:32 来自iPhone客户端　　　　　☆

产后第6天的我，进入工作状态啦。👓
还要过几天再去公司，但是我团队的小伙伴已经陆陆
续续地来月子中心跟我开会了。
大家不用担心我的身体，我恢复得很好，护士们说的
"最不像产妇的那个"就是我本人没错啦。🐶

小发糕现在每天花大把的时间在睡觉上，林先生和我
妈又在做帮手，我其实还是挺闲的人啊（除了涨奶痛苦
点☕），一闲下来就要找事情，就会看我妈各种不
爽。😎
为了避免产后抑郁，我要尽早开工，工作中开心的事
情能让我忘掉产后的一切不愉悦；工作中不开心的事
情，更能让我忘掉这些不愉悦，还能有什么比带一个
团队更烦的啊☕（有的话，可能是涨奶）。

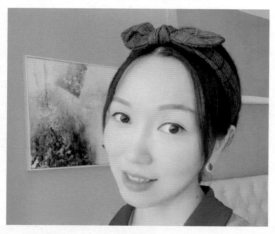

⤴ 转发　　　💬 评论　　　👍 赞

小维-c
你确定是在坐月子吗？🍵 老祖宗不是说坐月子要
能坐就不站，能躺就不坐。🍚

年糕妈妈：已经9102年了。😼
乔巴儿n: 什么年代了，你都说是老祖宗了。🙄
共6条回复 >

19-10-30 09:46　　　　　⤴ 💬 👍1

洋葱头麦兜is
糕妈这么早就可以复工了吗？😶

年糕妈妈：精神满满，干劲十足。😼
年糕妈妈回复@洋葱头麦兜is: 首先，要提升下厨
艺了哈哈，我们年糕妈妈育儿App上有千道分龄
食谱教程，图文并茂，相信可以给你帮助的。
共3条回复 >

19-10-30 09:39　　　　　⤴ 💬 👍1

第二次生孩子，顺产并采用无痛分娩的我，产后第6天就开始工作了

　　　　　　　　　　　你的人生不该为怀孕让步

除了无痛分娩，还有哪些不疼的方法

只要医生评估你的临产情况适合打无痛分娩针，你就不需要为自己"怕疼"而不好意思，因为不疼对产妇和孩子都是更好的选择。

那么，除了无痛分娩针，还有哪些办法可以让顺产来得更"不疼"一些呢？

减痛方法 1：导乐分娩法

这种方式也叫陪伴分娩法，就是找一个有生产经验、具有丰富产科知识的专业人士，通常称为"导乐"的助产士，在产前、产时及产后，全程陪伴产妇，给她精神和情感上的支持与鼓励，解答她的疑惑，安抚她的情绪，让她在舒适、放松的环境下顺利分娩。现在很多医院都有导乐，在选择生产的医院前，可以先了解一下这方面的信息。

减痛方法 2：水中分娩法

为什么水中分娩可以减少疼痛呢？水的浮力可以支撑产妇的体重，让妈妈更"使得上劲"，从而有效缓解紧张焦虑的情绪，让整个人都得到放松，从而能更全身心地投入到生娃中。

温水的作用还能使产妇体内儿茶酚胺释放减少，促进宫缩，增加会阴组织弹性，减轻宫缩疼痛及缩短产程。

不过，水中分娩对孕晚期的状况有更多要求，而是否满足水中分娩条件，要以医生的意见为主。

对于顺产，孕妇最大的恐惧除了疼痛，就是侧切。

Q：顺产一定会被侧切吗？

不一定。所谓侧切，是在分娩过程中，医生根据生产的实际状况（比如胎位不利于娩出、胎儿窘迫、需要用到产钳助产等）来决定是否需要在产妇的会阴处剪出一个口子，扩大阴道，防止更严重的会阴撕裂发生。

上面这段描述，看上去有点可怕，不过以现代的缝合技术，侧切疤痕不会很明显。好好护理，这个切口会在产后 1 个月左右自己长好。

Q：侧切会影响性生活吗？

做过侧切的妈妈，一定要重视伤口的愈合，只要愈合情况良好，就不会对性生活有什么不好的影响。担心会阴不够紧致的话，可以多做凯格尔运动，增强盆底肌强度。

你的人生不该为怀孕让步

Q: 如何降低被侧切的可能?

请回看第一章和第二章, 孕期注意饮食均衡, 控制体重, 以防胎儿过大。同时, 孕期适当地多运动, 在预产期前几周按摩会阴, 健康的皮肤在生产时也更容易舒展开来, 这些方法都对避免侧切有帮助。做好了这些, 顺产的时候切不切, 就完全要看当时真实发生的状况了。

Q: 侧切会不会很疼?

作为一名顺产 + 侧切的过来人, 我的感受是, 经历过宫缩和产痛, 侧切已经基本上感觉不到疼痛了。并且, 医生也会根据需要选择合适的麻醉方式。

关于剖宫产你不知道的事

说到分娩方式，还有一个绕不过的话题——剖宫产。

经常会有准妈妈问："剖宫产和顺产哪个更好？求解答！"

可是，这本身就是一个错误的命题。

剖还是顺，不存在哪个更好，因为临产的变数实在是多到连医生都没办法给出定论。对于孕妇来说，既不需要有"我还要生二胎，一定要顺产"的执念，也不需要有"我怕疼，还是剖比较好"的预设。剖不剖，要看"指征"，这需要由医生来做出专业判断。

说到底，临产情况不可预测，分娩方式的选择是有限的，但孕妇仍然可以为顺利分娩做好充足的准备。

能够帮助分娩顺利、减少侧切的孕期运动，当属凯格尔运动。（详见第162页）

Q: 剖宫产就不会导致外阴松弛？

盆底肌损伤不是只发生在分娩过程中。怀孕的中后期，子宫不断在增大，重量也在一天天地增加，对于盆底肌、膀胱等都存在不同程度的慢性损伤。也就是说，只要经历怀孕生子，盆底肌都会有不同程度的损伤。

相较而言，顺产对阴道的影响的确要比剖宫产大一点。但不管是顺还是剖，都要重视产后盆底肌康复，这样可以在很大程度上减轻阴道松弛。

Q: 高龄产妇、脐带绕颈、胎位不正，
这些情况最后都只能剖？

高龄初产才是剖宫产的相对指征，还是相对的，医生评估具备阴道试产条件的高龄初产妇完全可以自己生。过了推算的预产期，没有超过医学上的过期妊娠时间，也不一定必须剖。脐带绕颈的宝宝，一般绕 1 ~ 2 圈还是可以顺产的，不过这一切都需要以 B 超显示的具体情况为准。

Q：第一胎剖宫产，第二胎就不能顺产？

有机会顺产，具体看情况。

剖宫产后顺产，在医学上有个专业的名字叫——剖宫产后阴道分娩（VBAC）。

VBAC 需要符合的条件比较多，最重要的是临床医生的评估。

目前国内并不是所有医院都支持 VBAC。所以第一胎剖宫产，第二胎想顺产的妈妈，怀孕初期就需要了解清楚自己选的那家医院是否可以进行 VBAC，并是否具备处理紧急情况的资质。

Q：剖宫产比顺产轻松？

说剖宫产轻松的人，打麻药、一层层切开肚子取宝宝、插导尿管至少 24 小时、产后宫缩和压肚、伤口护理的流程先了解一下？剖宫产很痛，一点也不比顺产轻松。大部分妈妈可不是偷懒、不勇敢才选了剖宫产，只是不得已而已。

你的人生不该为怀孕让步

Q：顺产对孩子更好？

相比剖宫产，顺产对宝宝最大的好处就是经过妈妈产道时，吞咽了大量含有微生物的液体，这些微生物在宝宝出生后，会定植在宝宝肠道里，有利于宝宝免疫系统、消化系统中菌群的建立。不过这点"优势"也不是绝对的，剖宫产的宝宝通过母乳喂养，依然可以获得这些有益的微生物。而宝宝的智商、性格、运动能力，跟生产方式没有关系，主要受遗传和后天的成长环境、营养补充的影响。

常有新闻报道，明明产妇不适合顺产，为了宝宝更好，还是坚持要求顺产，结果酿成了悲剧。

不管是顺产还是剖宫产，每一位妈妈对生产的付出都不应该被贬低。产妇或者家属也千万不要强求某种生产方式，因为最安全的就是最好的。

去吧，该你上场了

"真想早点卸货。"每个进入孕期最后阶段的初产孕妇，饱受行动笨拙、尿频、腰酸背痛、睡不好等种种折磨时，都会有迫不及待想卸货的冲动。

"还是珍惜最后的自由吧，毕竟孩子出来了，可就塞不回去了。"过来人往往就会这样安慰。

于是，当我第二次进入孕晚期，这两种声音同时在我脑子里响起时，我给自己找到的情绪出口是——逛街。

在临产前的一个月，逛家居店成了我的周末固定活动，我把整个心思都放在考虑发糕出生后家里的新格局上，重新布置客厅、布置发糕的婴儿房……

这种疲惫中带着一丝兴奋、焦虑中混杂着期待的状态，就是临产前典型的"筑巢反应"。这是一种近乎动物本能的母性反应，很多准妈妈都会开始以反常的"亢奋"状态做布置、清洁、购物的工作，这种状态出现时，潜台词其实是：我做好准备了吗？我还该准备点啥？

该准备的，是尽量放松的心态、一个待产包和孕晚期该密切注意的临产信号。

你的人生不该为怀孕让步

我的待产包清单

妈妈好物

吸奶器、储奶袋、乳头霜、防溢乳垫、哺乳文胸、月子服

产后清洁护理品：护理垫、成人纸尿裤、卫生巾、一次性内裤、卫生纸

易消化的零食：蜂蜜、水果、果汁、燕麦片、巧克力等

洗漱用品：梳子、毛巾、牙膏、牙刷、肥皂、洗发水、润肤乳、水杯、拖鞋等

宝宝好物

婴儿服、婴儿毯

纸尿裤、维生素D

婴儿指甲钳、护臀膏

纯水湿巾、纸巾

奶瓶、奶粉

入院资料

各种证件：病历卡、医保卡、准生证、夫妻双方身份证

产检记录

你需要关注的四个临产信号

入盆

入盆就是指宝宝的头部开始进入妈妈的骨盆。妈妈可能会感觉到肚子的隆起部位向下、向前移动。入盆后，孕妈妈的呼吸通常会顺畅些，吃饱时也不像以前那么难受了，不过因为下降的宝宝给腹部和会阴带来了压力，所以小便次数可能会增加。

入盆的时间因人而异，可能发生在预产期前几周，也可能是生产前的几个小时。入盆是临产的一种征兆，但并不代表马上就要生了，继续观察就好。

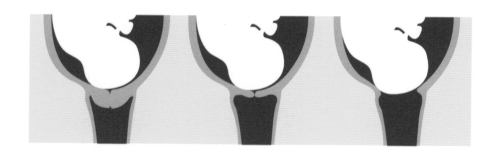

见红

整个孕期，子宫颈中的黏液栓一直是子宫的守卫者，勤勤恳恳地阻挡着想进入子宫的细菌。

但当子宫颈开始变软、变薄，宫口开始打开时，黏液栓会从阴道排出，

你的人生不该为怀孕让步

呈粉色的黏液状，像果冻一样，还可能伴有少量血液，这就是人们常说的"见红"。

见红通常预示着离生产不远了，宝宝可能就在接下来的一两天内报到（也可能是几天后）。可以继续观察身体的变化，等待真正的宫缩。

注意：如果阴道排出物是鲜红色或血量较大，那很可能是由其他问题引起的，要立刻去医院。

破水

宝宝快要出生时，装着羊水的羊膜囊会发生破裂，羊水就从孕妈妈的阴道排出来。

破水时，孕妈妈可能会感觉阴道内持续或间歇地有少量羊水流出来。羊水通常是清澈的，呈浅黄色，没有强烈的气味，并且做凯格尔运动（类似憋尿的动作）也无法控制羊水的流出。

发现破水后，保持冷静，立刻联系医生或直接去医院。需要提醒各位妈妈的是，去医院的路上得躺着，屁股下面垫个小枕头以抬高臀部，这样可以减少羊水外流并且降低脐带脱垂风险。

另外，可以垫个卫生巾来观察羊水情况，防止感染。

破水后，妈妈和宝宝都有感染的风险，破水时间越长，感染的风险就越高。因此要尽量保持会阴部的清洁，不要自己检查阴道，大小便时用卫生纸要从前往后擦。

规律宫缩

规律宫缩，是临产的最强征兆！宫缩时，子宫肌肉收缩，疼痛加剧，如果把手放在腹部，会感觉到变硬，大概就是肚子一阵阵发紧、发硬的感觉，而且就算换一个姿势，也得不到缓解。

需要注意的是，有些妈妈会经历假性宫缩。

假宫缩	真宫缩
来来去去，没有规律	随时间推移，频率变高，强度变大，持续时间变长
感觉不适，但不会太痛苦	痛得想死
换个姿势或者活动一下，就会消失	想啥呢，孩子没出来，可能消失吗

真正的宫缩开始后，可以记录下开始的时间和持续时长。刚开始时，宫缩可能间隔20～30分钟一次，随着时间推移，宫缩间距可能会缩短至10～15分钟。如果宫缩变为每5分钟一次，每次持续30～60秒，立刻去医院。但也不要死守着这个数字，如果自己不确定，但宫缩已经很规律了，就赶快去医院吧。

你的人生不该为怀孕让步

她们的产房故事

这些真实的产房故事和电视剧里演的很不一样——

我生的时候，预产期已经过了，医生给我打了催产针。进产房的时候我配合医生的方式用力，突然感觉下腹一松，孩子和一堆排泄物一起出来了。当时脑子里的一句话是：天哪，一会儿我就这样和排泄物一起被推回去了？医生淡定地告诉我，可能是催产素的影响。处理完一切，医生问我要谁进来给收拾，老公、婆婆，还是亲妈？

我毫不犹豫：我妈。

——璐璐

手术台上被医生聚众围观群嘲我的阑尾炎刀疤。一个医生说："哈哈，这个阑尾炎刀疤太可笑了，哪里做的啊，缝这么长，你们快来看！"然后一堆医生围过来了。医生问我在哪里做的，我生无可恋地说："浙江大学校医院……"然后他们哄堂大笑："你怎么能在校医院做手术？"

校医院怎么了，还有人在我们校医院开双眼皮呢……

——糕妈校友阿茶

我在产房开指时，老公正和我最好的闺密在日本扫购。看起来很"狗血"，但全是因为"人算不如天算"。

怀孕7个月时，老公单位给了他一个日本双人游的机会。当时我挺着巨肚，不敢出远门。于是找了最好的闺密，让她做向导和我老公去扫货。

他们飞那天，是我预产期前18天——他们下午3点落地机场，我下午5点就阵痛被送到医院。情急之下，闺密叫了她老公先赶来陪产。

闺密的老公完全"在线"：紧张没人照看我，频频拍门找医生，又买红牛又买巧克力，时不时找护士问我现在怎么样……

连助产士都忍不住在我生完后感慨："这下你'老公'该放心了！今天他真的很紧张啊。"

推出产房后看到我妈，我开口的第一句话就是"别怪我老公"。

——这故事值得喝一杯的 vickey

生老二的时候是剖宫产，当时就听医生护士在那儿议论："外面等待手术的有个特别胖的，我们赶紧做完这个，好出去抢另一个瘦的，不然那个胖的要缝合好久，太耽误时间。"

——美伢

你的人生不该为怀孕让步

剖宫产后，医生开始清理手术工具。当时我听到医生在数："1、2、3、4、5、6、7、8、9……""1、2、3、4、5、6、7、8、9……""哎，不对，少了一把止血钳！"

肚子都缝完了，你告诉我这个？！

当时我真的吓死了。医生们到处摸啊找的，最后几个人把我抬起来，听到止血钳咣当掉地上的时候，全手术室里的人都松了一口气。

——十月的小尾巴

这是你的高光时刻

进产房生发糕的前一天，我还在公司上班。每个人看到我都要说："咦，你还在啊。"

这些人倒不是觉得我该回家躺着，而是……被我"报假案"闹了太多次。

那时候，我已经被假宫缩折磨了一个星期，每次我都开始交代团队小伙伴："今天有什么要拍的赶紧拍，我可能要去生了。""明天那个会现在开吧，我可能快去生了。"

结果第二天，他们又看到我若无其事地出现在公司。

这样两次之后，"我要生了"这件事就变成"狼来了"，我也很不好意思承认，我这样一个"啥都懂"的老手，也会在临产信号上闹乌龙。

其实，生孩子这件事，有再完全的准备、了解，也避免不了各种手忙脚乱。毕竟，真正的人生是没有剧本、无法彩排的，每个孕妇临产的故事，痛也好，险也好，都是无可复制的高光体验。

这是你人生中最重要的时刻之一，迎头上吧。

你即将开始一场和成长、责任有关的征途，当你付出勇气，也会收获前所未有的情感体验。种种艰苦和美好，不可言说，没有亲身体验过，你永远也不会相信。

到时候，你也可以云淡风轻地扔下一句：人都没生过，何以谈人生。

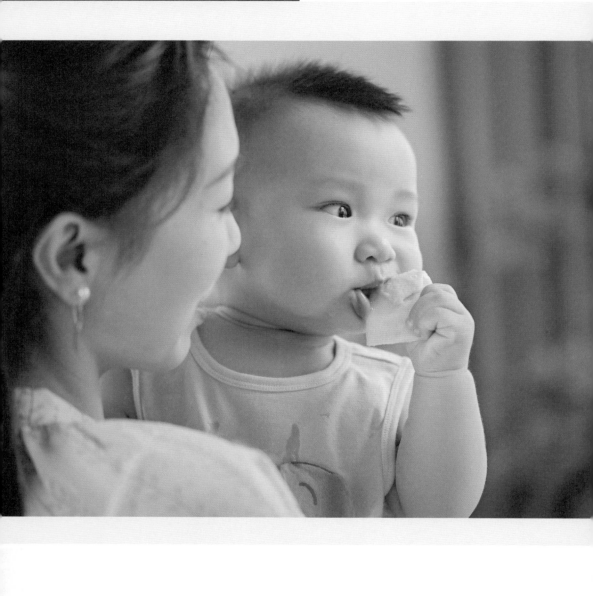

欢迎来到
产后真相时刻

那些她们生完孩子才知道的事

走出产后低潮，真正有用的是这两件事

没想到，生完二胎我的感受是这样的

二胎发糕出生时，我的产后情绪低潮是在第五六天出现的。

又一个新生命到来的兴奋感慢慢消失了，身体和精神上的疲惫感越来越强烈。脑子里各种乱七八糟的焦虑，像沼泽里的气泡一样翻滚：

喂奶时就会想到今后很长一段时间内要喂奶，连出门都不能自由，而断奶后可能连胸也没了；

每次上厕所觉得伤口还是很疼，看到有张椅子却坐不下去的时候，又担忧会阴部的伤口会不会影响以后的生活……

那种感受，该怎么形容呢？就好像自己的身体是台风侵袭过后的小镇，满目疮痍，急需重建却有心无力。

而这一切，明明我已经经历过一次。于是，又多了一种特别想抽自己的心情：叫你好了伤疤忘了疼！叫你非要生二胎！

我开始变得神经兮兮，直到彻底爆发。

那天，我半夜起来给小发糕喂了奶，喊糕爸起来抱他拍奶嗝，不然孩子容易吐奶。喊了几声，睡熟的男人完全没听见，后来迷迷糊糊答应了一声又睡过去了。

我的情绪一下子就冲上来了，不管不顾地推醒他把小发糕交了过去，自己转身进了卫生间。

关上门的一刹那，我特别后悔和自责：小发糕出生后的这段时间，夜里

　　　　　　　　你的人生不该为怀孕让步

拍奶嗝换尿不湿的活都是他在干，叫不醒应该也是累狠了吧。白天忙了一天已经很辛苦了，明天又是一天的工作……我是不是太任性了？

可当我坐在马桶上，感受到下身未愈合的伤口传来的剧烈疼痛时，突然又对自己非常生气：从孕期到现在，整宿整宿睡不好的是我、挺着大肚子跑来跑去的是我、身材走样的是我、分娩疼的也是我……

每次喂奶肚子会痛，小发糕一哭肚子也会痛，肚子里简直像装了一台绞肉机，疼得我恨不得把娃给扔出去！

自己都这样了，为啥还要这么懂事？

我替他委屈、替他心疼，谁又来心疼我？

我吃了这么多苦，凭啥你起来拍个嗝都不行？

愧疚、怀疑、辛苦和委屈一起涌了上来，混合成了深深的无力感和绝望感，我觉得自己特别不值，蹲在卫生间里号啕大哭。

糕爸吓坏了，在一旁手足无措地拍着我、哄着我，从凌晨 4 点守到天亮起来。

情绪平复后，冷静下来一想，我意识到，我这是产后抑郁的表现了。

据中国医师协会精神科医师分会 2017 年的统计，在我国，50%～70% 的女性都会经历产后情绪低潮，而最终发展成产后抑郁症的概率在 10%～15%。

生一个孩子，对女性而言，是经历了一生之中生理和心理最巨大变化的应激过程。

欢迎来到产后真相时刻，它往往伴随着一次，或者好多次，突如其来的崩溃。

告诉家人，产后真实的你

那次崩溃之后，我就和威廉谈了一次，我告诉他：不管我说自己恢复得有多好，你都要把我当成一个产后抑郁的高危患者来看待。

从那之后，我每天都会和他聊一会儿，把我的感受告诉他。

每个产妇都可能会经历产后情绪低潮，这和身体恢复得好不好、家里条件好不好没有必然联系，产后激素带来的情绪变化和平时工作压力、生活压力带来的焦虑完全不同，这不是矫情，也不要相信"为母则刚""大家都是这么过来的"那一套。

最重要的是，新手妈妈并不需要被规定是幸福的、快乐的，你感到沮丧、疲惫、不快乐，这其实很正常，不要害怕说出来，也相信你不是唯一一个在产后被情绪困扰的人，因为就算只是说出来，让家人（尤其是丈夫）能够理解你在经历什么，已经可以让你释放不少压力。

你的人生不该为怀孕让步

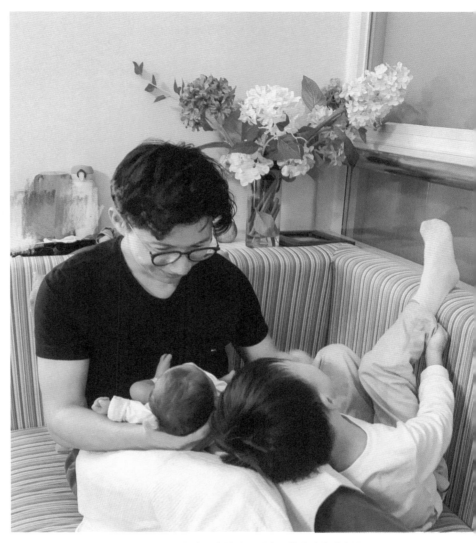

就算条件再好，你也同样要面对产后激素和身体的剧烈变化带来的情绪变化

真正面对一切的，是女人。

———

一个女人只要没生过孩子，不论她多大年纪，都还是小姑娘心态。可一旦生完孩子，女人就变了，她的身体会面临颠覆性的破坏。

都说生育是两个人的事，是老公、老婆的事情，其实不是。真正面对一切的，是女人。

———纪录片《生门》导演陈为军

她们的产后故事

刚生完孩子时，突然觉得我再也不用去医院产检了，再也看不到我的主治大夫了，然后我的宝宝已经不在我的肚子里了，我"哇"就哭了。我眼泪止不住，觉得很难过，但我内心在说："李艾你神经病啊，这有什么好哭的！"

——主持人李艾在综艺节目《新生日记》里讲述自己控制不住的产后情绪崩塌

孕36周的一个凌晨，毫无征兆地突然就大出血，被紧急送到医院，医生立刻从血库调血抢救。

产后出院回家，我鼓起勇气撩开衣服，看到了镜子里肚子上那道足有十厘米长的伤口，瞬间崩溃了。在医院，每一次翻身、每一次喂奶，都像上刑一样痛苦、煎熬。但整个过程我一声也没吭。

毕竟那时这一切来得太突然，我感觉自己还没来得及反应，本该一个月之后出生的宝宝，就这么被剖了出来。看到镜子里的自己，就像从一个恍惚的梦里惊醒，伤口提醒着我经历过什么。

我在镜子前，泣不成声。

——"年糕妈妈写作训练营"用户 @薄荷小肥牛

我妈有个朴素的信念：坐月子的人一定不能饿。于是我坐月子的时候，她每天准时准点地喊我吃三餐和两顿点心，把这当成头等大事。

直到那一天，午饭的时候我和我爸妈说：还有几个虾你们吃掉啊。

他们说着吃饱了就离开了餐桌，我一个人坐在餐桌边，情绪突然就上来了。其实，一开始我难过的点是觉得他们很辛苦，希望他们不要总想着把好吃的留给我。越想越难过，我就哭起来了，最后我坐在餐桌边，泼妇一样拍打着桌子，一边吼叫一边爆哭：我让你们吃你们为什么不吃！为什么不吃！

可怕的产后荷尔蒙，当时看着那几个虾，我哭得天都要塌了。

——"年糕妈妈"用户 @ 蛋蛋

你的人生不该为怀孕让步

走出产后低潮，真正有用的是这两件事

第一件：用让自己舒服的方式坐月子

"我觉得我月子里有点抑郁，主要是憋坏了。"团队里一个年轻妈妈说。她是个性格特别开朗的妹子，产后恢复情况也不错，但是架不住她爸妈牢牢盯着不让她下床走动，还不让看手机，用她的话说，"就像在坐牢"。

其实，很多老派的坐月子方式，都自带"致郁"功能：不让洗头洗澡、大热天非让戴帽子穿袜子、每天喝油腻的汤水（也许还有奇奇怪怪的下奶汤药）、连个新鲜水果都吃不上、看个手机电视都不行、与外界完全隔绝……这一整套操作下来，别说是处在脆弱状态的产妇了，正常人也得抑郁啊！

我生发糕是在 10 月份，杭州的天气还很热，结果我亲妈不让开空调，热得我心烦气躁兼气急败坏：

我一个母婴博主，要是被亲妈管得坐月子中暑了，说出去得多丢人啊！

还好，我妈的行为被医院的护士劝退了，而最后我纾解郁闷的方式，是每晚在我妈走后喝冰镇气泡水、大啃糕爸帮我偷渡的大闸蟹。

产妇需要休息，但不需要"坐牢"，每个产妇都有权选择自己喜欢的方式释放情绪压力，得到休息和放松。

第二件：每天给自己一点时间，从妈妈的身份中抽离出来

生活重心只有孩子，盯着孩子吃奶、换尿布、哄睡的时间表，妈妈的身份压倒一切，压力和焦虑都很容易被放大。

每天有一点属于自己的时间，从妈妈的身份中抽离出来，也是治疗产后情绪问题的良药。

我的方式是从产后一周慢慢恢复工作：远程办公改个稿子、和团队开个电话会、溜回公司录一个音频节目、参与拍摄，工作的忙碌和成就感让我在充实中找到了那种确定感——我还是很棒的自己，我可以做到很多事。

晚上睡前我也会给自己一段留白时间，认真洗个澡、敷个面膜、抹身体乳液。干一点确定的、让自己愉快的小事，不管是出门散步买杯咖啡还是追个剧放松一下，可以帮助你克服特殊时期的混乱情绪，找回生活的秩序感。

年糕妈妈 🐱人🐷 ＋关注

19-10-27 22:41 来自iPhone客户端 已编辑

产后第三天，我就自己洗头洗澡+敷面膜啦。
这几天出好多汗，感觉身上黏得、头皮痒得要爆炸了，
洗完一身舒爽！😄
杭州的秋天很干，面膜也是必需品啊，虽然是坐月子，
但咱还是一个关心自己爱自己的中年妇女。🐱

 灵希炳希 🐱
糕妈，老人总是说生完孩子骨缝都是开的，会受
风，老了腿疼头疼之类的，不让吹风不让洗澡洗
头，受风这个说法有科学依据吗？👀👀

年糕妈妈: 没有。🐱
由由文熙: 那是因为那个年代条件不行吧。现在洗
澡都有暖气，洗头都有吹风机，哪里会冷。
共31条回复 >

19-10-27 22:50　　　　　🔗　💬　👍 7

 安姆妣及及
月子里可以洗头洗澡吗？👀

年糕妈妈: 我就洗了呀。🐱
蒙堵堵: 我婆婆就是很先进的那种，月子里让我洗
头洗澡，怀孕期间也允许我吃辣的，对于孕妇化
妆什么的全都很开明，还经常跟我讨论从电视上
学到新的育儿知识，我真的感觉上辈子做了好事
才碰到这么好的婆婆。🐱
共14条回复 >

19-10-27 22:45　　　　　🔗　💬　👍 10

🔗 转发　　　　💬 评论　　　　👍 赞

Q: 坐月子需要戴帽子、穿袜子，裹得严严实实吗？

平常日子穿多少，坐月子就穿多少，在家里真的没必要戴帽子，穿不穿袜子从产妇实际感受出发就好。

所谓的月子服就是方便你喂奶的衣服，不是那些把你包裹得严严实实、吹不得风的衣服。任何衣服只要汗湿了，就该及时更换。坐月子期间，哺乳文胸要坚持穿，有助于防止胸部下垂。

Q: 坐月子不能下床吗？

不是。坐月子期间一定要尽早下床，有利恢复，好处多多。

除非生产时有大出血或其他特殊情况，一般顺产的妈妈生完第二天就可以下床活动，剖宫产或分娩过程中有其他并发症的妈妈，根据自身恢复状况并咨询医生来决定什么时候下床活动合适。

Q: 坐月子不能刷牙吗？

必须刷，用正常牙刷就行。不然坐个月子牙毁了，划不来。

你的人生不该为怀孕让步

Q：坐月子能洗头洗澡吗？

能。生完宝宝后更应该警惕各种感染，做好个人卫生非常重要。

正常分娩、没有并发症的顺产妈妈，产后有了力气就可以洗澡。侧切的话生完宝宝 24 小时后就可以洗澡。

剖宫产应该等伤口愈合再洗澡，一般一周左右。

洗澡的要点是洗后要让身体彻底干燥，避免伤口感染。最好选择淋浴，不要盆浴。

Q：坐月子能吹空调吗？

能。刚生完宝宝的妈妈们回到病房，哪家医院不是开着空调？回家为啥不能吹？注意别对着出风口直吹就好。

要是环境温度过高，产妇又不能及时散热，很容易诱发一系列和"热"相关的病，几乎每年都有产妇坐月子中暑身亡的新闻，这危害比传说中的"月子里吹空调，老了头疼"大多了。

Q：坐月子能玩手机、看电视吗？

可以，适度就行，和正常人玩手机、看电视是一个道理。

Q: 坐月子不能吃水果？

必须吃。中国营养学会明确提出：产褥期妈妈要重视蔬菜水果的摄入，每天吃蔬菜 400 ~ 500g，水果 200 ~ 400g。

Q: 坐月子水果要热一热吃吗？

想咋吃咋吃。

放心吧，吃凉的不会对子宫有什么危害。食物进到胃里的时候就已经跟体温一个温度了，而且子宫跟胃离得很远，所谓的"凉"根本传递不到子宫，更别提造成祸害了。

如果是觉得咬不动太硬的，或者有些水果加热更好吃，煮一煮无妨。如果本来就爱吃凉的，吃了也没什么不舒服，不用强迫自己吃热水果。要知道，水果加热了，维生素也流失了。

Q: 坐月子能吃盐吗？

可以吃，清淡一点就行。如果平时口味重，也要尽量淡一点，吃几天就习惯了。

你的人生不该为怀孕让步

Q: 坐月子必须喝汤吗?

乳汁分泌离不开水,这是喝汤下奶的原理,所以多喝牛奶和水也有同样的功能。

为了催奶喝太油腻的汤,不仅影响妈妈的食欲,还容易引起宝宝腹泻。另外,喝汤的同时要吃肉,营养不在汤里在肉里。

Q: 海鲜是发物,坐月子不能吃?

只要不过敏,海鲜煮到熟透就可以吃。对于母乳喂养的妈妈来说,吃海鲜和孩子湿疹没什么关系。

Q: 坐月子一定要吃鸡蛋吗?

月子里,每天吃 1 ~ 2 个鸡蛋足够了,要知道就算你每天吃得下 30 个鸡蛋,但是你的身体也只能吸收最多 3 个鸡蛋的营养。

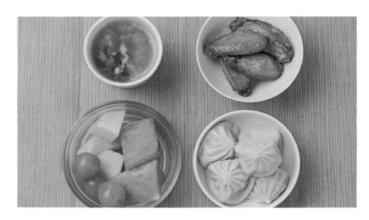

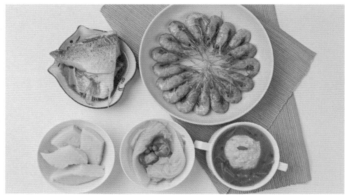

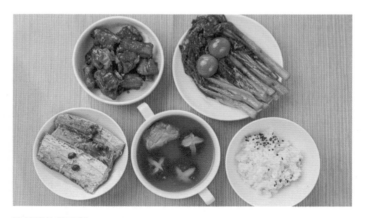

这是我的月子餐

你 的 人 生 不 该 为 怀 孕 让 步

那些她们生完孩子才知道的事

"涨奶比生孩子还疼！疼好几倍！"

"原来，'双乳如石'不是夸张的形容，是写实的描述。"

"知道生完孩子会没觉睡，不知道生完孩子三年后还是没觉睡。"

"原来我真的会变成一个精神病。"

"生下来就好了，再过一阵子就好了，孩子大点就好了，都是骗你的。"

"上半身喷奶，下半身漏尿。"

"还以为生个孩子能促进夫妻感情，没想到，生孩子才是夫妻感情最大的杀手。"

"原来，带孩子比上班累多了。"

产后真相时刻一：身体的颠覆性破坏

　　歌手陈嘉桦（SHE 组合里的 Ella）曾在一个母亲节的时候发长文坦言自己遭遇的产后尴尬。生产过程导致她子宫和膀胱脱垂，由此带来的尿失禁问题，影响了她的工作和生活。Ella 在长文中说："我打喷嚏、原地跳跃、跑步等都会出现尿失禁，不是失禁一点，而是整个护垫都湿掉，然后裤子也湿掉，这对我而言是很大的困扰。"最后她通过手术彻底解决了这个困扰。在长文的最后，她鼓励女性，在产育过程中有困难和沮丧一定要寻求帮助。

　　Ella 的这篇长文在网络上引发了不小的讨论，虽然有一些不和谐的声音，觉得"老一辈没有好的医疗设备不是都好好地过来了"，但很多妈妈受到鼓舞，获得了共鸣。

　　其实啊，我们总在操心要如何坐月子，但比坐月子更值得你操心的是，在家就可以做的盆底肌修复。事实上，漏尿只是产后后遗症中很普遍的一种，此外还有脱发、乳房下垂、阴道松弛、痔疮、耻骨联合分离、腹直肌分离……产后你的身体变得脆弱，有很多难以言说的尴尬，你要相信这不是你"矫情"，也别总是"忍忍算了"。

　　女性因为生产所遇到的种种麻烦、痛苦能被看见，可以被讨论，这是时代的进步。我们不需要讳莫如深，也不需要过度焦虑。以现在的医疗水平，大部分产后身体问题都是"纸老虎"，积极一点就可以解决，还有很多可以"不治而愈"的，只需要你以放松的心态来对待。

　　　　　　　　　　　　　　　　　　　　你的人生不该为怀孕让步

子宫脱垂、膀胱脱垂，是经历怀孕生娃的过程后，盆底肌的支持力量变弱导致的。

要是孕产妇还有慢性咳嗽、长期便秘、肥胖等情况，那可真是雪上加霜，腹腔压力会更大，就会把脱垂的器官一再往下压。

不过，好在大部分盆腔器官脱垂治疗起来并不难。症状轻微的，靠盆底肌锻炼就可以恢复啦。

如果有较严重的子宫脱垂，有些医生会放置子宫托。如果像 Ella 那样严重的，就只能做悬吊手术来解决问题。

最好的办法就是预防——充分休息＋尽早锻炼。

顺产妈妈在生娃几天后就可以开始做盆底肌锻炼，剖宫产妈妈需要遵医嘱。那要怎么做呢？其实很简单，凯格尔运动就可以。

《盆腔器官脱垂的中国诊疗指南（2014）》中指出，凯格尔运动必须使盆底肌达到相当的训练量才可能有效。可参照如下方法实施：每次持续收缩盆底肌不少于 3 秒，松弛休息 2～6 秒，连续做 15～30 分钟，每天 3 组；或每天做 150～200 次。持续做 8 周以上或更长。

现在有很多凯格尔运动的小程序，选一个帮助你记录运动频次和时长，同时也可以提醒你保持运动习惯，因为它在公交上可做、走路时可做，任何你想做的时候，都可以做起来。

产后尴尬事 1：漏尿

漏尿是盆底肌损伤的一种，稍微咳嗽、打喷嚏、跳跃、提重物等，裤子都会湿掉，这种现象在产后很普遍。

凯格尔运动可以说是整个孕期及产后随时可做的运动，做的时候除了自己，没人可以察觉到。你可以利用空闲时间，比如等红灯、等电梯时，做一做。凯格尔肌如下图所示。你可以想象你在憋尿，让自己的凯格尔肌像水母那样收缩、舒张。

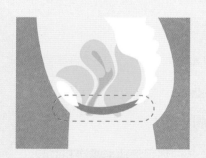

凯格尔肌

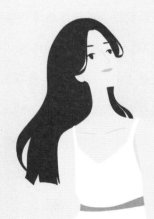

好消息是，这种"压力性尿失禁"只是暂时的。等 2 ～ 6 个月后，你的膀胱和盆骨器官就会慢慢调整回原来的位置，再配合上凯格尔运动（噢，万能的凯格尔运动），大部分妈妈的漏尿情况都会消失。

现在，很多医院在产后 42 天检查时都会提供盆底肌测试，医生会根据损伤程度，从轻到重给出锻炼、电刺激、生物反馈等治疗方案。

产后尴尬事 2：痔疮

很多人从孕期便秘开始受到痔疮的折磨，生娃时又由于用力导致脱肛，再加上产后运动量变少、食物太精细等诱因，整个孕期和哺乳期都在和痔疮战斗。

一般来说，因为分娩而产生的小痔疮如果平时不痛，并不需要特别处理，生活中注意饮食均衡、运动适量就可以。如果出现长期疼痛、大便带血的情况，则需要就医。

产后尴尬事 3：腹直肌分离

怀孕时，为了给一天天长大的胎宝宝提供更舒适的生活环境，妈妈腹部两侧的腹直肌会被拉开并向两侧分开。生产完随着激素水平回落，腹直肌分

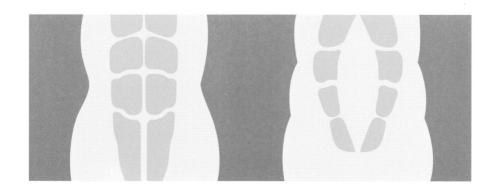

离的情况会逐渐消失。

在产后 42 天检查的时候，请记得检查腹直肌分离情况，因为很多产后运动，特别是要用到腹肌的，都需要腹直肌恢复才能进行。

如果产后 3 ～ 6 个月，腹直肌分离的情况还没有消失，那就需要进行一定的治疗了。你可以在家里先简单自查，自查的方法是，仰卧平躺，放松身体，两腿弯曲，头肩微微抬高的同时，把手放到肚脐上方，指尖下压，感受腹部肌肉的间隙。如果发现肌肉收缩时，有两个手指以上的间隙，那就是腹直肌分离还没有恢复好。

产后尴尬事 4：腰酸背痛

产后出现的腰酸背痛，主要是孕激素在作祟。在孕期，激素让韧带和关节都变得能适应增大的子宫，并为分娩做准备。更何况，孕期腰腹部肌肉承担了更大的压力，高负荷运转 10 个月，腰酸背痛也是在所难免的。

（再强调一次，打无痛分娩针不会直接引起腰酸！）

所以，腰酸背痛只是暂时现象，等身体慢慢恢复就好。更需要警惕的是，因为不熟练的喂奶动作、不停弯腰抱娃换尿不湿等，加剧了腰酸背痛。这时候，你需要的是一个高度合适的尿布台和一个给力的老公。

你的人生不该为怀孕让步

产后真相时刻二：睡眠的缺乏和育儿的重担

"最后好好睡一觉吧，等有了孩子，最大的疲劳就是睡眠不足造成的。"BBC纪录片《五星宝贝》里，在由英国女王的妇科医生创办的妇产医院波特兰，贵妇们进产房前得到的忠告就是这个。

在这家医院，生一个孩子的花费平均10万英镑起步。那些花得起10万英镑的贵妇最害怕的事情不是生孩子，而是离开医院。

因为一旦走出那扇门，就意味着自己要应付一切。

一个新生儿的到来，意味着妈妈在很长时间内无法睡整觉，这可能已经是大家习以为常的事情了，但是妈妈们睡眠不足的真实状况和为此承受的伤害，却远远被低估。

来自美国睡眠基金会2005年的一项调查显示，2岁前的孩子，有46%会在夜间醒来；在孩子2岁前，美国父母大约会缺少6个月的有效睡眠。

而《睡眠》杂志公布了一项研究，这项研究跟踪了数千名男性和女性的睡眠，发现他们在孩子出生后的3个月左右，睡眠降到最低点，而这种影响在妈妈身上最为明显。

我没有找到国内的相关数据，但我每天在微信公众号后台接触到的大量用户留言，都是缺觉妈妈的倾诉。

有个妈妈的故事是这样的：她在老家带娃，老公在外地上班，夜里孩子要吃奶，当然是跟妈妈睡，当她抱怨夜里睡不好太累的时候，老公觉得不能理解。然后她跟老公约定，夜里孩子醒一次，她就给老公拨一次电话。等她老公早上醒来发现有一长串的未接来电，从12点、1点到3点、4点，他才开始有点明白老婆的不容易。

而很多妈妈在这种时候只能听到另一句安慰："再忍忍，孩子大点就好了""孩子断奶就好了"。但实际上，缺觉对人的伤害比我们想象的大。

"一孕傻三年"的真相

"一孕傻三年"的真相，不是生育本身，而是随之而来的极度缺觉。熬夜缺觉，真的会变笨。

美国波士顿大学的劳拉·路易斯博士，拍下了人在深度睡眠中，大脑自动清洁的全过程。这段登上了全球顶尖杂志《科学》的医学影像显示，我们的大脑每天都会产生各种代谢废物，只有当人进入深度睡眠时，清亮如水的脑脊髓液才会大量涌入脑组织，开始打扫卫生。

科学家在公布影像的同时，语重心长地劝导大家：早点睡，别熬夜，因为只有当人进入深度睡眠时，大脑的清洁工才会开始工作。熬夜或中断睡眠，都会阻断大脑自我清洗的过程，而这会带来暂时性的大脑损伤，这种损伤跟中风患者损伤的部位完全相同，它们最直接的影响就是——人真的会变傻。

产后睡不好的你，可以这样做

有些事，不是妈妈自己死撑着就能解决的，一定要积极寻求帮助。

你可以先做一个简单的自查：如果你每天睡眠不足5小时，经常忘事，比如出门后根本想不起来自己是否锁门、有没有锁车这种；之前做起来得心应手的简单任务，开始变得困难，并且出现情绪脆弱、易怒。这种时候，你需要好好正视自己的睡眠问题了。

首先，是否处在哺乳期，是解决妈妈睡眠问题的分水岭。如果你正处在哺乳期，宝宝还在吃夜奶，只能接受无法睡整觉的事实。妈妈也有些天然的身体机制帮助你渡过难关，比如喂奶时产生的催产素能让你放松下来，更容易重新入睡。

但是，夜里除了喂奶，还有拍奶嗝、换尿片、哄睡等大量工作，如果有个帮手和你轮流干这些事儿，能让你感觉好得多。

另外，如果白天有人能帮你，让你在下午 2 点～ 5 点这个时段睡一会儿，精力状况也会好得多。不要想着自己还能再坚持一下，一定要明确说出你需要帮助，积极获取家人的理解和帮助。

等过了哺乳期，如果你经常还会被宝宝的一些响动弄醒，或者经常性失眠、半夜总会醒来的话，首先要做的是让宝宝睡到自己的小床上，可以让宝宝的小床靠着自己的大床。只有分床睡，妈妈的睡眠负担才能有效减轻。

跟孩子分床之后，睡前泡泡脚、洗个热水澡都是有用的办法。如果你明明很困又很累了，但是躺在床上还是无法很快入睡，这时候千万别刷手机了。手机的蓝光会阻碍褪黑素分泌，更加不利于入睡。这个时候替代刷手机的办法是，关掉灯，从脚趾到嘴巴，进行肌肉紧绷然后快速放松的练习，它能帮助你更快地入睡。

如果这些睡眠调整已经帮不到你，一定要及时跟家人沟通，不要自己硬扛。必要的话，去睡眠科看医生。如果你需要使用药物帮助睡眠，也要咨询医生。

第一天就要让爸爸参与带娃

有个根深蒂固的认知——照顾新生儿，是妈妈和老人的事，爸爸又没奶，还得上班，需要好好睡觉。

有些爸爸，哪怕一开始想帮忙，也会被妈妈或者奶奶嫌弃干不好，理所当然地就脱离了育儿"一线"。

其实，照顾新生儿恰恰是最需要爸爸在场的时候，而这能影响今后很长一段时间里爸爸在育儿上的参与度和热情。

年糕出生第一年，我犯的最大的一个错误，是把男人赶出了卧室。

那时候，威廉总要加班，上下班通勤的时间也很长，我干脆让他去睡书房了，结果这一睡就是一年。

这个决定让我至今想起来都后悔：我独自扛下夜里照顾孩子的重任，希望得到理解和认可，但这只会让男人越来越置身事外，"丧偶式育儿"的隐患，往往就是这样埋下的。

后来，我为了把他拉进育儿这件事所花费的力气，越发让我坚定了在发糕出生后，一定要让他"在场"。

发糕出生的头三天日夜颠倒，夜里都是他抱着哄着，抱来给我喂奶，喂完后拍奶嗝、换尿布。发糕拍满月照那天，全程都是爸爸抱着，一有哭闹，爸爸就能变着花样搞定。

大家夸糕爸会带娃，他说："带娃又没有天赋，妈妈一开始也不会啊，都是要学的。"

爱和心疼都是相互的，人和人的关系更多的是"患难见真情"，不管是

你的人生不该为怀孕让步

在带孩子的投入上，还是夫妻的包容上，都是要在共同经历、付出之后，才能变得深刻起来。

夫妻是否能达成共同承担育儿责任的共识，基本决定了你今后育儿生活的质量。所以，如果看完这本书你只能记住一句话，我认为最重要的这一句就是：孩子一出生，就要让男人带娃。

照顾新生儿这个最艰难的时刻，也是扭转家庭育儿观的最佳时刻。

只有先共同度过艰难的时刻，才会感受到喜悦和回馈，建立起深厚的情感联结，然后更加投入其中。对男人来说，成为生理上的父亲和成为真正照顾孩子的父亲，是截然不同的两件事情。而后者会让他在亲密的亲子关系中，感受到更多的爱和幸福。

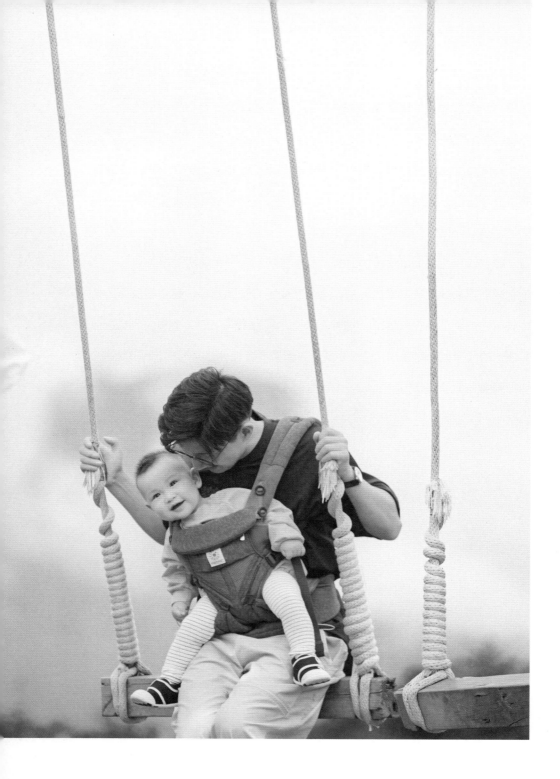

你 的 人 生 不 该 为 怀 孕 让 步

休完陪产假的爸爸，
会在育儿上更投入。

——

调查数据显示，休够两周或者两周以上陪产假的父亲，更有意愿也更加能够继续参与照顾婴儿的活动，比如喂奶和换尿布。

研究者也发现，相比休产假之前，休完产假后，父亲平均每天花在照料、陪伴、教育孩子上的时间增加了1小时。休过比较长的产假之后，男人会自主自觉地重新分配时间，减少工作，花更多精力在家庭上。

产后七天复工

产后第八天，当我出现在办公室时，迎接我的是一阵满含兴奋、惊讶、震惊，鬼哭狼嚎般的叫声和掌声。大家重复最多的一句是："糕妈，你怎么就出门了？你不坐月子的吗？"

看大家眼神里的那种小心翼翼，恨不得上来两个人搀扶着我走，我只能一再安抚他们："别激动，也不用特别照顾我，我只是趁小发糕睡了来处理一下工作，顺便放松一下心情。毕竟，比起和我妈争吵能不能开空调、要不要给发糕穿袜子，工作才是我的舒适区。"

不过，听到他们的尖叫，我内心还是有点小得意的。我确实也有那么一点小心思，想让公司里的年轻女性们看到，真正有用的坐月子，根本不是邋遢、憋屈、暗无天日，只能做个没有感情的喂奶机器。

只是没想到，我还是高估了自己。

那天，我的工作是录制音频，和妈妈们分享一本韩国小说——《82 年生的金智英》。小说主人公金智英生于 1982 年，是个普普通通的女人，读书、找工作、谈恋爱、结婚，婚后被催生，生下女儿后辞职回家育儿……经历的是和你我并没有什么不同的平淡人生。

孩子出生后，金智英每天因为哺乳不能睡一个整觉，要抱着孩子做家务、上厕所、洗衣服……为了不显得好吃懒做，还要把家里打扫得更干净。有段时间，身体开始吃不消，手腕疼得动不了。诊所的老医生为她开药，但觉得

你的人生不该为怀孕让步

金智英小题大做。他说:"以前我们可是拿着木棍敲打洗衣服呢,还要烧柴火,蹲在地上扫啊拖啊……现在有洗衣机还有吸尘器,现在的女人有什么好辛苦的?"

金智英沉默了,因为无法被认同的辛苦和不能被理解的痛苦,她渐渐地变成一个隐忍而安静的懂事女人。当我在录音棚里读到这一段时,哽咽了。因为我的情绪失控,录音中断几次才磕磕绊绊地完成了。也许是因为产后激素的影响,也许是金智英的故事深深触动了我——在成为母亲的过程里,有太多需要女人靠一己之力承担的艰辛。

这就是我的产后真相时刻,我选择了用更积极的心态度过这个特殊阶段,我也愿意承认自己的脆弱,会大声喊出"我需要帮助"。

很快,你也会迎来你的时刻。到那时,好不容易度过了孕期,卸货成功,坐完月子,看起来大事都干完了,摸一摸肚子,你也许会有如释重负的感觉。但是,摸一摸肩头吧,你已经背负上了这世上最沉重,也是最甜蜜的负担。

当妈后的人生,就这样来了。

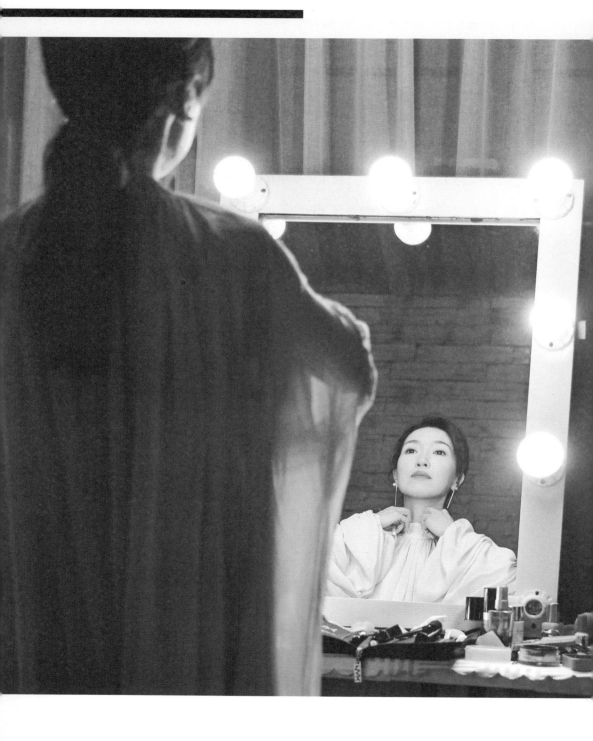

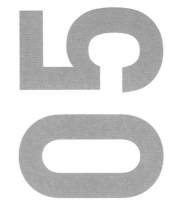

当妈后的
人生选择

让家人认可全职妈妈也是一份工作
职场妈妈，不欠孩子一句对不起
成为母亲，到底意味着什么

我的人生，也曾为怀孕让步

怀着发糕时，每当我挺着大肚子去上学、去出差、去健身……

总被人问："为什么要这么拼？为什么不能先停下来？"

答案很简单，因为我喜欢奔跑的感觉，不想停下来。

如果今天是因为怀孕而停下工作，那么明天呢？也许就是因为孩子的到来而停摆人生。

而我早已品尝过，因为怀孕生育而停滞的人生是什么滋味。

时间回溯到 2013 年年初，那时的我，是一家大企业的小职员，入职四年没有一次晋升。

在已婚未育的状态下，每天上班都是虚应故事，工作上毫无成就感，除了和要好的同事凑在一起抱怨领导不靠谱，我脑子里思考的就只有"晚上吃什么"和"我得赶紧怀孕"。

当我百无聊赖地窝在沙发里追剧时，威廉曾经向我发出过灵魂的考问："你每天看《甄嬛传》，到底学到了什么，有什么进步吗？"

当时的我一下子就火了：我上了一天班这么辛苦，就不能放松一下吗？我一个结了婚准备生娃的女人，还要进步什么？

和我的得过且过相比，那一年，威廉加班、升职，过着一种二倍速的生活。

按理说，老公工作这么努力、工资不断上涨，我还有什么可抱怨的呢？可事实却是，我的负能量在这样的生活里积攒起来，"说不到一块儿去"的感受也越来越强。

还记得我们之间爆发的最大一次冲突，是在我一如既往地吐槽领导之后，威廉试着说了一句："我觉得你是有能力的，既然工作不顺利可以考虑换一换，有几个不错的公司都在招人，你要不要试试？"

而我却一点就炸，崩溃地吼出："你不就是嫌我收入低吗？"

那时候，所有人都告诉我："你这种已婚未育的状态是不可能找到新工作的。"我也有种理所当然的心态——我都结婚了，现在顾好老公，以后顾好孩子，不就可以了吗？我的人生还要怎样呢？

在这种心态下，备孕不顺利，成了我生活中最大的磨难。

那时威廉送了我一本《向前一步》，直到后来我才终于能理解，他是试图给我一个改变的契机和解决问题的思路。

我们为了另一半，甚至为了备孕而在事业上做出妥协。

—

全球最成功的职场女性之一，脸书首席运营官谢丽尔·桑德伯格在《向前一步》中这样写道。

除了社会外部壁垒，女性也往往容易受制于内部的自我障碍，容易降低对自我取得成就的期望值。简而言之，就是把自己限制在"家庭为主"的角色里，不敢争取机会，也不相信自己的能力。

备孕，一场焦虑的科学实验

那段时间，我陷入一种强烈的"备孕焦虑"。

早晨睁开眼第一件事是小心翼翼地摸索到放在床头的体温表，为了量到准确的"基础体温"，不但身体不敢动，连情绪也要抑制着不能激动，假装平静地量好体温。

下一步，是我的"科学实验"时间。

在厕所的某个神秘角落里，藏着我的道具：一次性塑料杯、杂七杂八的排卵试纸、验孕试纸，还有一本用来对照试纸颜色的小册子。

不同牌子的试纸不能放在同一个尿杯里，于是我把装尿的小杯子在马桶上摆了一排，将这些试纸摊平在卫生纸上，再对照册子，弓着身子仔细研读——这一切，都是为了测到一个适合受孕的"强阳"信号。

这种日子，我过了半年，但这个如同做科学实验般的场景，我一次也没让威廉撞见过，只是在一次次近乎虔诚的测量、计算、对照中，独自反复品味着希望升起和落空的循环。哪怕试纸上一点点微妙的颜色变化，都可以左右我的心情。

现在回想，明明丈夫并没有催促，但是从结婚的那一刻起，我就自觉地把自己塞到了"生养孩子"的轨道上，觉得一切都该为此让步。

渴望怀孕成了我逃避现实的出口，明明在职场上碰到瓶颈了，却说服自己"我很快就要怀孕，现在不是换工作的好时候"，想象着怀孕后领导也不能把我怎么样了，老公对我的要求也会不一样了……

似乎怀孕了、生了孩子，我的人生才有机会重启。

在这种压力下，我遭遇了一次莫名其妙的"夜半惊魂"。

那天，我在睡梦中被剧烈的腹痛疼醒，凌晨3点去了急诊室。

虽然有过在医院实习的经历，但作为一个病号坐在半夜的急诊室里，我还是受到了很大的震荡，脑子里无法自抑地闪过"我要完蛋了"的悲观念头。

那阵子我在备孕论坛里学到一个名词，叫作"意念粉"，形容的是验孕试纸上极其微弱、似有还无的一缕粉色，而我至今无法确定的是，那场突如其来又凭空消失的腹痛，是不是也是意念式的呢？

反正，当我最后拿着显示一切正常的B超报告单走出医院时，心里涌上一丝荒谬的感觉，也有了"死里逃生"的庆幸。

带着这种庆幸，我和威廉休年假去了趟柬埔寨的吴哥窟。两个人的假期既放松又美好，我才发现，我已经太久没有感受过二人世界的珍贵了。

这次经历敲破了把我困住的壳子，让我整个人松弛了下来。

旅行归来后，我放弃了"科学实验"，也不再上备孕论坛，反而是沉下心来，每天晚上写一篇小随笔、周末烤个蛋糕，认认真真地有了"活在当下"的觉悟。

没想到，现实生活也像狗血电视剧一样会有神转折，最戏剧性的一幕发生了——就在一个月后，"大姨妈"逾期不至。

那天早上，我照例没有惊动威廉，轻车熟路地摸进了卫生间，在角落里找出剩余的验孕试纸，测到了真真切切的两条杠。

就在那一天，威廉如常地开车把我送到地铁站，我在站台口挥手目送他离开。

　　我仍然记得那一刻，天很蓝，我用力按了按口袋里揣着的验孕试纸，也努力地按捺住自己兴奋得快要起飞的心情。

怀孕就是幸福的终点吗

怀上年糕后，我们第一次有了属于自己的房子，拿到房产证的时候，我俗气地在朋友圈里写：这种尘埃落定的幸福感几乎要让人落泪。

我的第一次备孕故事有了一个 happy ending（美好的结局），通常在言情小说里，或者电视剧里，故事到这儿就该收尾了，最后的画面可能就停留在女主挺着个大肚子闹着要吃这吃那，而男主一脸宠溺地为她奔走。

然后呢？

那之后的故事是没有人会告诉你的、需要你自己承担的生活。

当时的我，对此一无所知，只是心满意足地想象着今后相夫教子、岁月静好的生活。在这样的心态下，我对待工作更加懒散了，每天上班就是打个卡，找同事闲聊，一天里最重要的事情是午饭后去散步，而真正在干活的工时加起来撑死了也就两个小时。

算起来，备孕、孕期，差不多两年时间，我的工作状态是完全停滞不前的，在一个岗位上两年都没有从新手变成老手，以现在的我看来，这几乎是不可原谅的。但对当时的我来说，一切都是那么理所当然——"我都怀孕了，还要怎么样呢？"

生娃前和闺密们一起抱怨工作累、老板烦时，我总是很顺口地就说："等老公收入再高一点，大不了就回家带孩子。"

平时和威廉撒娇，我也爱说"你什么时候才能养我啊"。年糕出生后，

　　　　　　　　　　　　　　　　　　　　　　你的人生不该为怀孕让步

威廉又升职加薪了，我真的实现了全职主妇的职业理想——反正和他相比，我收入不高、工作机会也不好，看起来放弃也没什么可惜的。

我梦想中的生活在此刻有了更真实的图景，似乎一切都步入正轨，我只要按照幸福的设定过下去就好了。

我以为，一头扎进婚姻铸就的安稳世界，管好老公、管好孩子，就是我最大的人生意义了。

"岁月静好"的美梦还没做够，生活的真相就已呼啸而来，明明白白地告诉我说：醒醒吧，别天真了。

我搞不定一晚上要醒好几次吃奶的年糕；我受不了每天加班到很晚的老公；月子里婆婆做了很多好菜让我多吃点，我却敏感过度："你不就是希望我奶好一点，把你孙子喂得胖一点吗？"

就这样，婆婆被我赶走了。

年糕两个月大的时候，筋疲力尽的我只能转向父母寻求帮助，却得到这样的消息："女儿，爸爸脑子里的肿瘤复发了。"

一夜长大的我，来不及哭泣，就要赶紧安顿好一切。我在医院附近找了家旅馆，白天安排父亲做开颅手术、住院的事情，晚上照顾年糕。父亲手术后，我带着年糕回到苏州，那段日子我一个人要跟这枚"睡渣"宝宝搏斗，那真是我人生中的至暗时刻。累到失去理智的时候，我哭着对刚动完手术不久的父亲说："为什么你们在这种时候不能帮我，让我一个人那么惨。"

生活一地鸡毛，完全不是想象中的岁月静好。

怀年糕时，电视台热播的连续剧从《甄嬛传》变成了《辣妈正传》，主演还是孙俪。剧情少不了各种鸡飞狗跳，而让我印象深刻的却是这么个细节：

孙俪饰演的女主角夏冰，本来是一个特别注重打扮的时髦女郎，生娃后在家蓬头垢面地带孩子，朋友来看她，说："我帮你看会儿孩子，你来吃饭吧。"

她坐在餐桌前，一下子哭了，黯然地感叹："我已经好久没有坐下来踏实地吃上一顿饭了。"

那一幕，让我第一次对育儿的艰辛有了一点模糊的感知。

那几年，"辣妈"这个词流行起来，主流文化除了热衷于形容成为母亲的幸福、骄傲和感动，也开始推崇生完孩子仍能保持火辣身材的妈妈形象，而长辈们劝生的时候也只会说："你只管生，孩子我们替你带。"

在这种鲜少提及育儿艰辛的轻描淡写下，孕妇最大的担忧是生产的疼痛，但是关于当妈之后的生活真相，却是一个未知的黑洞。

我曾经的所有想象，都泛着粉红色泡泡：

夕阳下，我推着婴儿车走在公园里，和身边的丈夫相视一笑，金色的阳光洒在我们身上，泛起一层美美的光晕……

所以，当我一夜之间被扔进产后生活的黑洞时，所有的粉红色泡泡"噗"一声破灭之后，我被摔得很疼，也很想问一句：我看了那么多育儿书，一期不落地听完所有孕妇学校的讲座，但为什么从来没人告诉我这些？

　　　　　　　　　　　　　　　　　　你的人生不该为怀孕让步

再也找不回从前的自己。

———

这句话反映出很多女人当妈后最典型的无力感。
在纪录片《返乡》中，美国歌手碧昂斯坦陈了
自己产后重返舞台时的艰难："这是我产后第一
次回到舞台上，这很艰难，有时我会觉得，我
再也找不回从前的自己，我的体力和耐力再也
无法和从前相比，我的心思也不在这里，我只
想回去和我的孩子在一起。因为剖宫产的疤痕
仍在，我花了好一阵子才有信心重新跳舞。"

成为母亲，到底意味着什么

曾经有份招聘启事，是这样写的：

每天都有大量体力劳动，全年无休，一天 24 小时随时待命，要能够身兼保姆、医生、护士、司机、课程顾问、营养规划师、早教老师、艺术总监等数职，要求全身心投入，而且没有收入。

真的有这样的工作吗？谁会愿意干这样的工作呢？

答案是，这份工作叫作当妈。

一夜之间，你从一个被照顾者，成为一个照顾者，没有上岗培训，没有实习机会，更不能辞职。这份工作意味着喂不完的奶、做不完的家务、处理不尽的琐事，上厕所成了唯一的喘息机会——如果没有帮手，你会自动学会一边哄娃一边上厕所的技能。

你要付出的，还有巨大的情绪成本——孩子出了一点小状况，你都会质疑自己：我到底是不是一个好妈妈？

而在这份工作里，最容易压垮你的，不是累，而是很难得到认同的孤独，甚至你的付出会换来轻飘飘的一句："不就是看个孩子吗，有啥累的？"

最要命的是，这一切还只是刚刚开始。

"母亲这个角色是超我角色，它是需要你有牺牲精神的，但女性的真实自我，撑不了那么久的超我。"复旦大学家庭发展研究中心主任沈奕斐如是说。

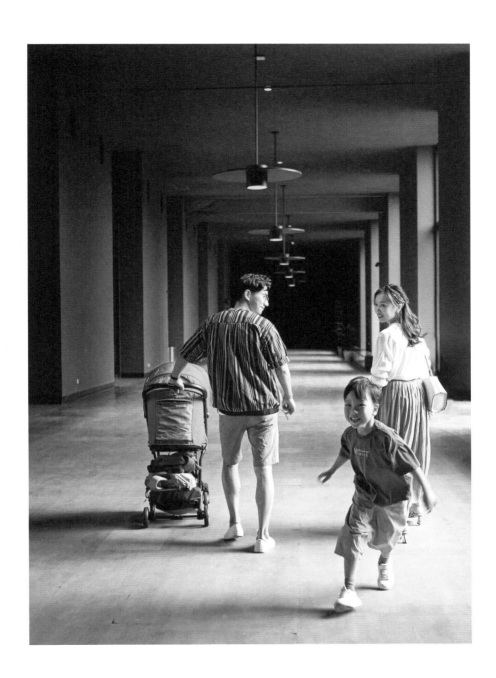

当妈后，你会听到这样的话

当妈后的人生，除了带娃的鸡飞狗跳，每一天你都在面临选择。

到时候，你会听到更多这样的话：

"去工作又挣不了几个钱，还不够请保姆的。"

"女人还是要工作的呀，天天在家带娃，真成了黄脸婆，等男人不要你了，连退路都没有。"

"你这工作整天要出差，孩子都顾不上，女人那么要强干吗？"

"小孩子都是现实的，你光在家洗衣服做饭，以后孩子都看不起你。"

"孩子的安全感最重要，再苦也要把孩子带在身边。"

"手心朝上的日子不好过，赚得再少也要工作。"

"孩子3岁前，最好的照顾者就是妈妈。"

"趁年轻多赚钱才对，孩子这么小，谁带都一样。"

你发现这些话的问题在哪儿了吗？每一句似乎都没错，但它们构成了一个密不透风、无解的死循环。

不管是全职在家还是出门工作，把孩子送回老家还是带在身边，让老人来帮忙还是自己扛，每一个选择都意味着你总要做出牺牲和妥协。

"当妈后的人生"这道题，看起来怎么选都是错。

更艰难的选择

演员刘敏涛在一次演讲中分享了自己的故事：有一次，她和丈夫去日本旅游，途中她特别想买一个抹茶冰激凌吃，但是口袋里没钱，最后只能作罢。这个经历让她顿悟，符合标准并不能让她幸福，反而让她在婚姻里活得卑微而苍白。

她说："我的生活轨迹几乎全部符合社会对一个'标准女性'的预期：从小家教森严，认真读书，中戏毕业后拍了几部大戏。在事业处于最高峰的时期遇到了爱情，随后就顺理成章地回归家庭，相夫教女，退化成面目模糊的贤内助。"

其实，生活里最艰难的选择关乎的是你是谁，作为一个人，你将选择如何度过这一生。

这是我在年糕出生后，在家带娃的那一年，慢慢想明白的事情。

每天早上，当我抱着孩子送丈夫出门去上班时，我心里涌动的情绪并不是平静和满足，而是难以言说的失落。

我开始胡思乱想，怀疑他每天加班到底在干什么。我去看他女同事们的朋友圈，给自己找假想敌。好不容易到周末，可以坐下来闲聊几句的时候，我时常惊恐地发现，他对我说的带娃日常并不感兴趣，而我也听不懂他说的工作上的那些事。

原来，当我如愿成为一个全职主妇，老公的收入足够养家，我也成了那个我曾经羡慕的、在小区广场上推着婴儿车散步的女人时，我才终于知道：

不，这并不是我想要的。我的世界缩到只有这三室两厅，我的喜怒只关乎这个男人和这个孩子。

我害怕地问自己：难道，这就是一切了吗？

我也终于明白，当妈前，我只是忙着完成一张清单，那张清单叫作：一个世俗意义上幸福的女人该怎么过。

该认真学习、考个好大学，该找一份体面但是清闲的工作，该找一个稳重可靠的男人，该在合适的年龄结婚生子，然后该以家庭为重。这一切，就像一个最粗暴的公式，叠加起来构成了决定一个女人幸福与否的全部要素，而最重要的那个选择题，一直没有被摆在女人眼前：作为一个独立的人，我到底要怎样度过这一生？我的价值又是什么？

　　　　　　　　　　　　你的人生不该为怀孕让步

真正救了我的，
是我在怀孕之后也没有停下的那件事

备孕不顺利的那段时间，每天写一篇小随笔成了我对抗庸常生活的情绪出口，而怀孕后，我的小随笔变成了读书笔记。

带着第一次当妈的诚惶诚恐和一个医学生较真的本能，我几乎翻看了当时在书店能找到的所有育儿书，摘录成读书笔记。

孕期里，虽然我对工作特别懒散，却硬是在这件事上坚持了下来。后来，当我在新手妈妈群里成了那个"懂得最多"的人时，在大家的鼓励下，我注册了"年糕妈妈"微信公众号，从我着手调整年糕的睡眠、给年糕制作第一口辅食，到孩子湿疹怎么办、水杯怎么选，我用写作记录育儿日常，分享我能查阅到的正确知识。

我一下子变得很忙，要趁年糕睡着后拼命看书、查资料、写文章、后台排版。有一阵子，年糕的睡眠质量很差，一觉只能睡 25 分钟，我就定一个 20 分钟的闹钟，时间到了就要去给年糕接个觉，然后继续写稿。

渐渐地，有妈妈在朋友圈里分享我的文章，"年糕妈妈"的订阅用户一直在增长，还有越来越多的人留言说我写的东西很有用。

再后来，我有了团队，拿到了融资。我越来越忙了。这样忙碌的状态让我一下子和全世界和解了：不再看老公不顺眼，给父母打电话不会说着说着就哭起来。再然后，我又把公公婆婆请回来了，一起生活，一起照顾孩子，直到现在。

我也突然过上了一种向上的、忙到飞起的生活。当我在晚上 10 点孩子睡着后发起一个电话会议时，当我在出差颠簸的飞机上改书稿时，我已经完全忘记了自己曾经是个拿上班当混日子的家庭妇女。

现在想想，到底是什么让我能在那么难的时候也没有放弃，能够走上这条崎岖但芬芳的道路呢？

我把它称为"使命的召唤"，这是我第一次找到自己在家庭之外的价值，收获了影响人、帮助人所带来的扎扎实实的成就感。

原来，直到 30 岁，我才看清自己内心最大的秘密：是的，那种被定义的幸福生活并不能满足我，除了相夫教子，我还想为自己而活着，找到我作为一个人活在这世界上的价值。

很多人说，我是在 30 岁完成了人生的逆袭。我更愿意相信，是成为妈妈给了我直面生活的勇气，孩子成了让我找到自己的那把钥匙。

不管当妈后你要面临的选择有多么艰难，在我看来，它都是一个契机，那奔涌而来的现实生活能让你在一地鸡毛中看清自己最想要的。

仔细想想，我在第一次当妈后遭遇的困境，当我陷落在孩子难带、老公事业上升期工作时间长、婆婆难相处等琐碎里时，最根本的痛苦是那种生活如一潭死水的窒息感，好像我的人生只剩下这些，已经被彻底定型，一步也无法再往前走了。

而我也想用我的挣扎和顿悟告诉你们：不管你做了什么选择，请一定要相信，只要你往前多走一步，当妈后的人生还有非常多的可能，而你所需要的，只是多一些支持和努力。

　　　　　　　　　你的人生不该为怀孕让步

如果你选择了当全职妈妈，你可以怎么做

在 2019 年年底发布的一份中国家庭孕育方式报告里，一组数字引发了广泛的讨论：90 后年轻妈妈不上班的比例达到了夸张的 79%，而 95 后全职妈妈的比例竟然达到了 82%。

让妈妈全职带娃，通常来说，是一个家庭综合权衡之下的选择，它是由很多现实因素促成的：家里没有老人帮忙，请保姆太贵，孩子上幼儿园前缺乏社会托管机构的支持，爸爸的收入比妈妈高很多……

总之，做全职妈妈，不管是寄托了你自己人生理想的选择，还是无奈之下的妥协，做出这个决定时，你应该先知道自己需要怎样的支持。

让家人认可全职妈妈也是一份工作

有个美国人专门算过老婆全职在家的劳动工资，包括采购、清洁、做饭、老公的工作助理等，如果按市场化的价格折算，大概是 7 万美元一年，约合人民币 49 万，相当于月薪 4 万元。

而在我们"男主外、女主内"的传统认知里，把全职妈妈等同于不用工作，靠爸爸赚钱养家，对女性来说非常不公平。全职妈妈本身是一份工作，承担着维持家庭运转、抚养孩子、照料老人等繁重的辛劳。

事实上，虽然让妈妈回家是一个家庭的选择，但其中难以消解的负面部分，比如妈妈放弃事业上升通道和收入、缺乏社交的孤独感、被家务淹没的无意义感等，绝大部分只能由女性独自承受。

所以，在你选择做全职妈妈时，一定要和家人，尤其是和你的丈夫，有充分的沟通，确保他对这件事完全理解，认可全职妈妈也是一份职业，只不过服务的对象是自家人。更重要的是，妈妈全职在家，不代表爸爸就可以当甩手掌柜，在家务和育儿上完全放手，这是一定要守住的底线。

全职妈妈的时间规划

莉莉当年生下大宝后面临的现实，一是家里没有老人帮忙，二是老公收入不错但工作很忙。于是她回家了。

大宝养到 2 岁，二宝又来了。终于等到老二也上小学，她想重新看看工作机会时，已经不知不觉全职在家十年了。

有个名词叫作"工断女"，指的就是工作履历出现断层的女性，特指因结婚生孩子而中断工作的妈妈们。在我们目前的职场文化里，很难认同全职妈妈的劳动价值，十年的断层之后，职场已经对莉莉关上了大门。

而元元给自己做了一个两年的全职计划：第一个阶段是孕期，在家接一些文案私活，看看母婴号学习；第二个阶段是孩子出生后的大半年，基本上就是看孩子、做家务，有点空闲时间也是赶紧翻翻书看育儿知识；第三个阶段就是最后的过渡期，先逐步断奶，开始刻意"溜号"让孩子适应，然后提前两个月接婆婆过来，磨合育儿代沟。

元元花了三周时间顺利上岗，从服装编辑跨界母婴号编辑。工作后，她每周末会冻好辅食，工作日早上在公交车上想好工作选题和计划，争取晚上能按时回家，和老人、孩子一起完成这个适应的过程。

这个叫元元的妈妈就在我的团队工作，她从一个完全的母婴行业新人一

　　　　　　　　　　　　　　　　　　　　你的人生不该为怀孕让步

路成长，现在已经是独当一面的部门负责人。从回家做全职妈妈到复出职场，她一直保持着清醒的时间规划。

当你做出做全职妈妈的决定时，心里要有一个初步的设想，你的全职妈妈是阶段性的还是长期的呢？孩子上学后，白天有了一些空闲时间，你打算怎么安排呢？这些事情是应该有个规划、做些准备的。

从大环境上来看，大部分全职妈妈在孩子上学后，还是希望能回归社会的。就算真的彻底不工作，你可能也需要做一些能和社会发生联结、证明自己社会价值的事情，那可能是什么呢？

在家庭生活中找到自己的锚点

这个锚点，就是找到自己能够付出热情、获得价值感的事情。

每个人的性格、能力、爱好都不一样，有些人确实能在家庭生活里实现自己的价值，还有些人通过做全职妈妈而在生活里习得技能，拓宽了人生的可能性，找到了再次出发的跑道。我在这几年的创业经历中，遇到很多这样的妈妈，她们当中，有的像我一样开始写作，有的自我钻研成了收纳、插花高手，有的因为给孩子讲故事特别好听开始当主播……

不管是健身、阅读、烹饪，还是育儿，在互联网时代，你在职场生涯和自我成就上的选择可以更为个性和多元。任何一件事做到极致，能产生交换的价值，这就是大家津津乐道的变现。全职妈妈不一定非得用赚钱来证明自己，更重要的是，眼前的生活到底有没有办法给你带来成就感，能不能给你一个自信、自洽的精神面貌呢？

这个问题，你也许不用现在想，但答应我，一定要尽早想。

我 想 了 很 久，觉 得 不 能 同 时 兼 顾 好 事 业 和 家 庭。

———

梅琳达·盖茨在自传《女性的时刻》里提到，怀上第一个孩子后，她决定放弃工作，回家带娃。当时，她的丈夫比尔·盖茨非常吃惊，作为整个微软学历最高的女人，梅琳达一直以来都非常重视工作。即便如此，她仍然没有信心可以做到"兼顾"。

如果你选择了当职场妈妈，你可以怎么做

当妈后是否要继续留在职场打拼，同样是一个艰难的选择。有人要面临"不顾家""不管孩子"的指责，还有更多妈妈选择降低自我期望，屈就更清闲、更没有挑战的工作，而这些工作往往也意味着收入更低，更容易被放弃。

"兼顾"两个字，成了职场妈妈的魔咒。如果你选择留在职场，我建议你先把这两个字从你的字典里拿掉，然后看看可以做些什么来找到内心的平衡。

扔掉你的内疚包

一个职场妈妈每天出门上班需要背几个包？除了公文包和背奶包，还有一个包叫作内疚包。

"不能时刻陪在孩子身边，我还是个好妈妈吗？"这种自我责问，是笼罩在职场妈妈心头的阴影。

我们的舆论环境里也充斥着对能够"兼顾"的全能妈妈的歌颂，或是"每个职场妈妈都欠孩子一句对不起"的情绪煽动。

对于普通的职场妈妈来说，总是觉得自己做得不够好的内疚感也成了一种母职惩罚。而这是完全没有必要，且对你的生活没有任何好处的情绪包袱。

请在你背上之前就扔掉它。一定要相信，好妈妈不是只有一种，好妈妈也不用时刻在场。妈妈除了给孩子温柔的陪伴，同样也可以用自己的进取和打拼，做孩子的榜样。

确保家务和育儿责任的合理分工

职场妈妈最大的困境，是除了职业身份之外，身为妈妈和妻子，她们仍然需要承担家庭中更多的隐形劳动。

据社会科学文献出版社发布的《中国女性生活状况报告（2017）》显示，中国女性每天的家务劳动时间达到 2.6 个小时，妻子以压倒性的 65% 占比成为家务活的主要承担者。

受一样的教育、一样外出工作赚钱养家，但是妻子比丈夫承担了更多的家庭责任。早在 30 多年前，1989 年，美国社会学家亚莉·霍希尔德就观察到了这个现象，提出了"第二轮班"的概念，除了白天的一份全职工作，女人回到家以后还要干第二份工作，也就是家务和育儿。

这种在家庭和职场之间的辗转腾挪，拖住了很多女性获得更高职业成就的步伐，如果你希望在职场上更进取，那么首先需要在家庭内部实现更好的家务分工，让男人承担起责任来。

你的人生不该为怀孕让步

我的时间管理原则

有了孩子后，妈妈们都有个共同的难题：时间永远不够用。

一天到晚连轴转，孩子睡着后还有一堆家务在等你，单是应付生活就已经花光了力气。没有自己的时间，干不了自己想干的事儿，这种感受很容易让妈妈沮丧，觉得自己"被困住了"。

不管是全职在家还是打拼职场，你必须学会的一件事，叫作时间管理。

马上行动

一说起个人计划和兴趣，很多妈妈都会拿带孩子、做家务挡回去，因为这些都很费时间。但你需要认清，当妈以后，时间就是从带娃、做家务的缝隙里挤出来的，而不可能再出现整块属于自己的时间。

更好地利用时间的一个重要原则就是马上行动。也许在等洗衣机洗完衣服的十分钟里，着手整理周末出游的照片；或者在等孩子起床的二十分钟里，跳个健身操。想到了就马上行动，不要等待一个完美的时机，因为那样时间很快就会在你的犹豫里溜走了。

试着说服自己：只要开始做，先做到 60 分也可以。

化零为整

我刚开始写公众号的时候，所有文章都只能在年糕睡着后、做家务的间隙写。为了能赢得时间，我下了大力气培养年糕的作息规律：睡觉、玩耍、吃饭时间都尽量固定；给他独立的小床，而不是抱在手上睡……科学育儿不只是为孩子好，更能解放妈妈。有一张自己主导的时间表，而不是被毫无章法的孩子和家务牵着走，这是时间管理的第一步。

至于做家务，我就更会偷懒了。比如，脏衣服攒上三天再洗；买那种丢进原料就不用管的电饭煲，做一整锅够吃几顿的炖肉分开囤好……我当时就觉得不想把时间浪费在厨房里、家务上，而是去做更多有意义的事。当你整块整块地处理杂事，也就更有机会留出整块的时间给自己。

提前规划

既然时间需要管理，那事半功倍的方式一定是提前做好规划。

这是威廉推荐我看的《高效能人士的 7 个习惯》里让我获益匪浅的一个经验：不同的事情需要的时间就像不同大小的石头和沙子，如果先放了沙子，最后大石头就塞不进去了，而先把大石头放好，沙子还可以填进去。所以，我一定会把那些重要的、需要完整时间的"大石头"先放好，比如健身、上英语课、陪年糕打网球等，提前一周在日程上做好标记，和家人同步。

这样一来，我最大的感受是，我能做的其他事情并没有变少，我砍掉的只是无意义刷手机的时间。搞定了那些"大石头"之后，你的时间利用率可能会翻倍。

生养孩子确实占用了你大量的时间，但它也是一个契机，让你重新整理你的生活，找到自己的方向，也找到更自律、更向上的活法。

就像姚晨在电影《找到你》里所说的：

"这个时代，对女人的要求很高。如果你选择成为一个职业女性，就会有人说你不顾家，是个糟糕的母亲。如果选择成为全职妈妈，又有人会说，生儿育女是女人应该尽的本分，这不算一份职业。"

当妈后，任何时间点你都要面临选择，没有一个选择是绝对正确的，也没有一个选择不会留下遗憾。

我知道，正在看书的你，可能还只是一个正在待产的单纯孕妇，说这些不是为了吓唬你，而是希望当你真正面对这一切时，可以明白不是只有你一个人在经历这一切，你可以寻求支持，而你所经历的这一切，最终会重新塑造你。

你确实回不到从前，不再是过去那个你了，但这也是一个空前的机会，让你成为富有责任感、能够解决复杂问题，甚至撑起一个家庭的成熟女人。

我由衷希望你们当妈后的生活，能够自信自足，少点疲累、痛苦和委屈，要勇敢发出自己的声音。

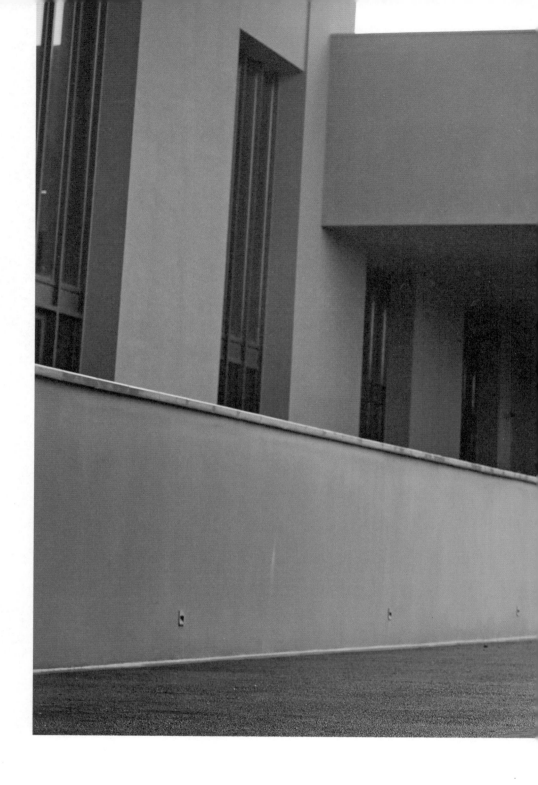

你的人生不该为怀孕让步

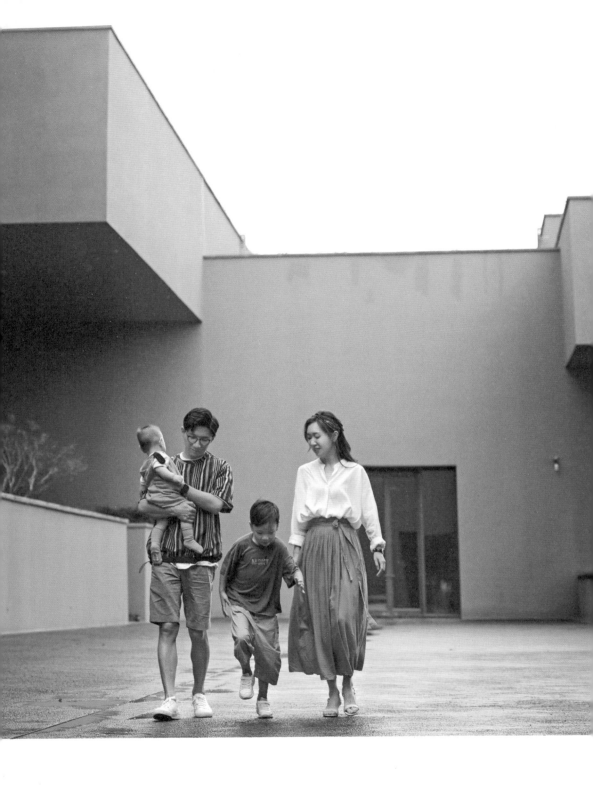

今天，我们为什么
还要生孩子

年糕6周岁生日的时候，我坐下来给他写了一封信，本来是想着他要成为一名小学生了，需要一些勉励和鞭策，但是写着写着，有些话就那样从我心里流淌出来——

亲爱的年糕，谢谢你，把那种最深刻的情感体验带给我。

弟弟出生后，我重新整理了你小时候的照片，当时的情景历历在目：

20周，第一次感觉到胎动，你在妈妈肚子里伸胳膊蹬腿，宣告着自己的存在；

26 周大排畸前一晚，妈妈紧张得睡不着觉，在彩超

照片里，我第一次看见你的脸；

当我经历两天的阵痛，终于和你见面的时候；

当我抱着你，任由你吮吸乳汁的时候；

当你第一次坠床，我哭得难以自抑的时候；

当你第一次生病，我恨不得以身相替的时候……

是你让我知道，原来爱一个人，可以这样强烈而

忘我。

妈妈的世界里，曾经小到只有你，只看得到你；

你也曾经那样依赖我、需要我，睡醒了发现妈妈

不在身边，你就要啼哭，一刻都不能等。

那段日子虽然短暂，却是只属于我们母子的生命

体验。

血肉相连，相依为命。

这样的爱，纯是天然，纯是本能，无法复制，也

无可替代。

写完这段话，我的眼眶竟然也有点湿了。

一直以来，我以为那一年是我人生最糟糕的时候，蓬头垢面地在家带孩

子，失去自己的事业，和家人的关系剑拔弩张，几乎陷入绝境……

但当我回望岁月，这些失意都已经不再重要，留下来的，只有无限涌动

你的人生不该为怀孕让步

的温柔、平静和满足。

曾经有一次，我被问到"为什么要生孩子"，当时我有片刻恍惚——在为了备孕焦头烂额、因为怀孕喜极而泣的时候，我其实并没有想过这个问题。这有什么好想的，结婚、生孩子，这不就是顺理成章的事情吗？

后来我明白了，当我真正开始思考：我为什么要生孩子，我要当一个怎样的母亲，以及我要成为一个怎样的人……这才是一个女人的成人礼，是我们每个人都要经历的挣扎和顿悟。

"为什么要生孩子"这道题，我想，现在我已经可以给出答案了，就写在给年糕的那封信里：

亲爱的年糕，谢谢你，让我遇见更强大的自己。

你可能不知道，你的到来，把我的人生明确地划分成了两个阶段：

成为妈妈前，成为妈妈后。

成为妈妈前，我就是一个爱哭、爱美的女孩子，娇滴滴，很没用。我讨厌工作的枯燥，喜欢不切实际的白日梦，总想要逃避生活的责任。

成为妈妈后，我学会了承担自己的生活，也开始为自己的梦想努力。每一天，我都在成为更新、更好的自己。

我相信，"年糕妈妈"这四个字，一定有魔咒。因为这份守护，我滋生出了无尽的勇气和力量。

后来，我在《孩子是个哲学家》里读到过这样一段话：

"为人父母，你并非被罚为奴隶，而是被赋予照顾一个孩子的特权，以及再次成长的可能。"

谢谢你，是你选中我、相信我，给了我这样的特权，让我得到成长。

是的，即便我在这本书里写了那么多，关于产后生活的真相、育儿的艰辛，我仍然坚定地认为，成为母亲这件事本身，已经值回票价。

我陪年糕看《逛动物园是件正经事》，里面讲了这样一个故事：

绝大多数时候，鸬鹚是在水面上或者陆地上待着的。但如果你突然发现，有鸬鹚待在树上，就要好好看看，它们的屁股下面是不是有树枝做成的窝。多观察一段时间，你可能就会在窝里看到一些小鸟叽叽喳喳起来。原来，它们上树是为了生儿育女。

不管是燕子筑巢还是鸬鹚上树，过去我们总觉得生孩子这件事，是本能的选择。但现在，要准备生儿育女的你们，是 90 后、95 后，是更年轻的一代女生，你们拥有了前所未有的丰厚物质条件和巨大自我，我知道你们需要

你的人生不该为怀孕让步

更多的理由、勇气，来支撑"生孩子"这个选择。

因为，生孩子是人生当中唯一不可逆的选择，孩子的到来是一个最强烈的提醒：你该长大成人、扛起责任了，你的生活必须做出改变。

我希望用这一本书的内容告诉你们：关于怀孕生孩子这件事，可以有更少束缚、更多可能性。但同时，我不希望它变成一个完美的陷阱，让你开始质疑自己为什么不能这么瘦、不能做这么多事，或者保持这么好的状态。

年糕6周岁生日前，美国国家航空航天局（NASA）公开了哈勃空间望远镜拍摄的宇宙照片，公众可以按日期搜索到自己生日那天的宇宙。想到年糕是个小天文迷，我就和他一起玩了这个游戏。

看到自己出生那天的浩渺宇宙、深邃星空，年糕很兴奋，眼睛里全是好奇，而我也被深深触动。

每片星空的排列，都是宇宙无法再现的存在；每个孩子的降生，都是命运独一无二的给予。而每个女人在成为妈妈这条路上的经历和感受，也都是独一无二的，无须去比较，也不用被定义。

欢迎你们，前往这一段前所未有的情感体验和人生旅程，也请坚定、勇敢，享受你们的孕期和当妈后的人生。

怀孕后第一次就诊，
要准备点什么

当月经逾期未至，而验孕试纸上有着鲜明的两条杠时，我知道，你已经激动到语无伦次了，除了兴奋地向老公宣布，大部分人会去医院问个明白。

那么验孕试纸上出现了怀孕信号，你第一次去医院要准备点什么呢？除了那些日常去医院要准备的东西外，你可以在去医院的路上，跟着提示捋一捋下面这些问题。

每次接到第一次孕检的女孩子，医生们往往也很头疼。医生只想帮你准确算出孕周，保证宝宝健康出生，而你的答案往往是错误的。下面就分享几个第一次孕检时，最常被误解或者被质疑的几个小问题。

医生：末次月经是什么时候呀？

第一次孕检的孕妇：最后一次呀，2月20号，月经最后一天，然后就干净了。

停，虽然这是个实诚准确的回答，但是当医生问你末次月经的时候，指的是孕前最后一次月经的第一天，而不是最后一天。

医生：平时月经多久来一次？

这个问题，大多数人不会错，医生问的是两次月经第一天间隔的时间，不过也有少数"呆萌"妹子会回答成两次月经中间干净的那段时间，这个是错的噢。

医生：看结果，你大概怀孕 30 天了。

第一次孕检的孕妇：医生，你有没有弄错，30 来天前，我还在来月经呢，怎么会怀孕？！

安啦安啦，没有错。医学上的孕周是从末次月经开始计算的，一般说来，就算是月经周期非常准，28 天一次，临床上说的孕周也比实际受孕的周数要多出 2 周来。

这是因为末次月经的时间是可以明确知道的，但受孕时间却没有办法确定。

第一次孕检的孕妇：医生医生，我的月经周期可长了，基本上要 40～50 天，你们这样算孕周，准吗？

医生：我们还是会按照末次月经来计算孕周。但是，做了 B 超之后，会根据孕早期的 B 超单上胚芽的长度来推算目前实际的孕周。如果相差超过 1 周以上，会对孕周做相应的调整。

所以，早孕看见胚芽胎心的第一张 B 超单一定要保管好哦。特别是后期，如果发现胎儿大小和实际相差较大，需要根据这张 B 超来确定，到底是孕周算错了，还是宝宝发育异常。

孕期都要做哪些检查

孕产妇的管理在不同省份、地区，有不同习惯和办法，大致分为两种。

方式一：直接在分娩医院建立孕产妇保健册（建小卡），孕期一直定期在医院产检直至分娩。

方式二：在医院完成确认怀孕的检查后，转诊至专门的妇幼保健院建立孕产妇保健册（建小卡），产检至 20 周后再转至拟分娩医院建立围产期保健手册（建大卡），继续产检至分娩，其间妇幼保健院参与追踪管理。

两种方式本质上一样，孕期需要完成的检查也是大同小异，只是完成检查的地点不同。

这里，我们按照前一种方式进行介绍。

第 1 次产检小贴士：不该被忽略的孕早期 NT 检查

NT 即胎儿颈后透明层厚度，指胎儿颈项背部皮肤层与筋膜层之间的软组织的最大厚度。

NT 与染色体异常的关系密切，NT 异常者会有 10% 合并染色体异常，NT 的增加还与非染色体异常的严重畸形及罕见综合征有关，例如露脑畸形或无脑儿、脑膨出、全前脑、脊柱裂、严重心脏畸形、某些膈疝、脐膨出（妊娠 12 周后）、腹裂、多囊泡肾、胎儿型多囊肾、肾缺如、巨膀胱、体蒂异常、致死性骨骼畸形，以及部分骨骼肌肉异常等。

但应该注意的是，80%～90%NT 异常胎儿是一过性病变，最后结果正常。

因此，建议所有孕妇在孕 11 周～13 周 6 天间进行 NT 超声检查，它对严重畸形的敏感性达 70% 以上。如孕早期发现异常，可以让孕妇在孕早期做出选择，降低中期引产对母体的伤害。

NT 超声检查前没有特别的注意事项，不需要空腹或憋尿。但是需要提醒的是，这项检查一般在孕 11 周～13 周 6 天间进行，需要提前预约，具体需要提前多少时间，咨询当地医院。

有时候在检查过程中，由于胎儿在宫内位置的影响，不能取到标准的超声切面，所以不能一次性完成检查。孕妈妈们不要着急，到走廊里逛一逛，过段时间再看看，如果宝宝在子宫里的位置变合适了，即可完成检查。偶尔有特别不配合的小宝宝，需要改天再跑一趟。

NT 检查结果出来后，正常胎儿 NT 会随胎儿头臀长上升，大部分医院 NT 值以 2.5mm 为界限，也有一些医院以 3mm 为界限，如果超出这个范围，需要咨询医生，结合唐氏筛查等检查，决定是否需要进一步检查。

第 2 次产检小贴士：孕中期几种复杂检查项目的对比

近年来，虽然无创 DNA 检查的热度一再被追捧，但是它的准确性也比唐氏筛查更高，而且唐氏筛查还包含了对神经管缺陷（NTDs）的检查。鉴于目前唐氏筛查属于国家围产期保健的内容，在符合计生政策的情况下可以免费进行，除非高龄产妇，否则还是更推荐唐氏筛查。

如果无创 DNA 检查发现高风险，同时超声检查发现结构异常的，或者存在其他不适合无创 DNA 检查的情形，还是建议做下羊水 / 脐血穿刺。

另外，超声检查（NT、三维 / 四维超声检查）看的是胎儿的组织结构，例如特殊病原的宫内感染导致的多发畸形、缺乏叶酸导致的严重 NTDs 等，并不一定合并有染色体的病变，所以建议以上检查和超声检查一起完善，相互补充。

检查项目	查什么	怎么查	准确吗	有风险吗
无创 DNA 检查	21- 三体、18- 三体、13- 三体	从孕妇外周血提取胎儿的游离 DNA 检查	介于唐氏筛查和羊水 / 脐血穿刺之间	抽外周血
唐氏筛查	21- 三体、18- 三体、神经管区缺陷	孕妇外周血测量 HCG、AFP 等，结合孕妇年龄、孕周、体重等计算出概率	假阳性和假阴性率都相对比较高	抽外周血
羊水 / 脐血穿刺	染色体疾病都可以查	细针抽取胎儿的羊水或者脐带血检查	准确性最高，是金标准	有一定的风险，包括感染、流产等
影像学检查（NT/ 三维 / 四维 B 超）	胎儿大的结构异常，如无脑儿、开放性脊柱裂、唇腭裂等	B 超检查	以检查大的结构异常为主，细小异常不一定能发现	一般没什么风险

第 3 次产检小贴士：三维、四维彩超，是数字越大越准确吗

我们常说的三维、四维彩超即胎儿系统超声，具体地说，就是通过灰阶和 / 或彩色多普勒诊断仪从人体某一部位（脏器）的几个不同位置获取若干数量的灰阶图像和彩色多普勒血流显像，经过计算机的快速组合和处理，在屏幕上显示出该部位的立体图像。

三维超声可能有助于诊断胎儿面部异常、神经管缺陷、胎儿肿瘤和骨骼畸形，但不能替代二维超声检查。

这里需要说明的是，目前大部分畸形筛查其实是在二维超声下完成的，三维和四维主要用于成像，在一些特殊部位异常结构的筛查方面有一定优势。

四维彩超在筛查胎儿畸形方面也并不优于三维彩超，不是数字越大，就越高级、越精准，筛查的准确性主要和 B 超医生的技术水平、胎儿在宫内的体位等有关。

第 4 次产检小贴士：这次你要准备面对妊娠糖尿病的检测了

在第 4 次产检中，有个比较特别的检查就是糖耐量试验。这是所有孕妇都要进行的一项检查，检查当天要空腹，大部分医院都会准备好糖水，其中含 75 克葡萄糖。在 5 分钟内喝完这杯糖水，从开始喝开始计时，1 小时采静脉血一次，2 小时再采静脉血一次，测定血糖水平。检查期间不能进食任何食物，也不能做剧烈运动。去检查前，记得带好充电设备和打发时间的东西去医院噢。

这个检查结果出来后，如果你空腹及服糖后 1 小时、2 小时的血糖值分别低于 5.1mmol/l、10.0mmol/l、8.5mmol/l 就没什么问题，如果你的血糖值达到或超过了上述标准，很有可能就被诊断为妊娠期糖尿病。如果确诊为妊娠期糖尿病，一定要听医生的话，严控饮食。

第 5 次产检小贴士：看 B 超股骨数值，能预测宝宝将来身高吗

这个阶段的孕检 B 超单上，会出现很多宝宝的数值，什么双顶径啊，股骨长度啊。很多爱操心的家长这时候就喜欢拿着各种数据跟别人家宝宝对比，看到股骨长度比别人家少就开始担心以后宝宝长不高。

股骨，说得通俗一些，就是大腿骨。

股骨长度指的是做 B 超时，测量出来的肚子里宝宝大腿骨的长度。

虽然大腿的绝对长度能推算出一个人的身高，但我们还需要明确以下三点：

1. 股骨长短是和相同孕周的平均数来比较的，因此要弄清楚宝宝确切的孕周，保证数据准确。

2. 孕期 B 超判断胎儿大小的还有一个重要的骨性参数是双顶径，也就是头的大小。有的宝爸宝妈本身头就比较大，而做完 B 超，宝宝的双顶径达到 32 周的发育标准，而股骨长只达到 30 周的发育标准，相对而言腿短，但这并不是真的腿短，只是头大而已。

3. 和"父母的身高可以部分决定宝宝身高"一样，后天的发育是很重要的，就算宝宝出生时股骨短，但只要把握好了孩子成长的几个发育黄金期，其身高一样有机会翻盘的。

检查次数	对应孕周	常规项目	特殊项目
第 1 次产检	孕 6 周～13 周 6 天	建立孕期保健手册，确定孕周，推算孕产期。评估孕期高危因素（妊娠 5 色管理）。B 超、血压、体重、血常规、尿常规、血型、空腹血糖、肝肾功能、甲状腺功能、乙肝三系、梅毒、丙肝、艾滋筛查。心电图、地中海贫血筛查（广东、广西、海南、湖南、湖北、四川、重庆等地）、胎心率（>12 周）	非整倍体母体血清学筛查（早唐）、胎儿颈项透明层厚度（NT 超声）、抗 D 滴度（针对 Rh 阴性者），血清铁蛋白（血红蛋白 <110g/l 者）
第 2 次产检	孕 14 周～19 周 6 天	分析第一次产检结果、血压、体重、宫底高度、胎心率	中期唐氏筛查（中唐）、羊水穿刺、无创 DNA
第 3 次产检	孕 20～24 周	血压、体重、宫底高度、胎心率、血常规、尿常规	胎儿系统超声（三维/四维彩超）、阴道超声测量宫颈长度（早产高危）
第 4 次产检	孕 25～28 周	血压、体重、宫底高度、胎心率、血常规、尿常规	75g 糖耐量试验（OGTT）、抗 D 滴度复查（针对 Rh 阴性者）
第 5 次产检	孕 29～32 周	血压、体重、宫底高度、胎心率、胎位、血常规、尿常规	产科超声检查（有条件者 28～32 周做小排畸产科超声检查）
第 6 次产检	孕 33～36 周	血压、体重、宫底高度、胎心率、胎位、尿常规	B 族链球菌（GBS）筛查（35～37 周），肝功能，血清胆汁酸（32～34 周，针对疑似有妊娠期肝内胆汁淤积症的孕妇），NST 检查（34 孕周以后）
第 7～11 次产检	孕 37～41 周	血压、体重、宫底高度、胎心率、胎位	产科超声检查、NST 检查（每周 1 次）

你的人生不该为怀孕让步

孕期哪几项 B 超一定要做

第 1 次：停经 50 天前后（经腹/阴道 B 超）

早孕期间的第一次 B 超，一般在停经 50 天前后（敲黑板，是从最后一次月经来的第一天开始计算的，不是推迟的天数）。

其主要目的，一是了解胚胎着床的位置，确定是正常的宫内孕还是宫外孕。如果以前做过剖宫产，则要确认胚胎是否在疤痕上着床。

二是初步计算孕周，这一次排卵是否如常，有没有存在时间大幅提前或者大幅推迟的情况。

如果时间相差一周以上，需要相应纠正孕周。这一次的 B 超可以经腹，也可以经阴道，经阴道 B 超相对而言可以看得更清楚一些。

第 2 次：孕 11 周~13 周 6 天（NT 检查）

NT 指的是胎儿颈后透明层厚度，胎儿生长发育的特定阶段会出现，异常的增厚需要考虑胎儿染色体是否存在异常等情况。

因此，这也是一个排除畸形的检查，做 NT 检查的时间是孕 11 周~13 周 6 天。

第 3 次：孕 15 周~20 周（唐氏筛查）

唐氏筛查大家应该都不陌生了，是通过检测孕妇血清中的甲型胎儿蛋白（AFP）、绒毛膜促性腺激素（HCG）、游离雌三醇（E3）的浓度，并结合胎儿大小、孕周，以及孕妇年龄、体重、月经周期等，来计算出胎儿患某些疾病（如先天愚型、神经管缺陷）的风险值。

由于胎儿孕周也是个参考要素，所以很多社区医院会在做中期唐氏筛查的当天做次 B 超，再次确认胎儿大小及孕周。

第 4 次：孕 24 周前后（大排畸）

在孕中期，胎儿的结构基本上已形成，而且此时胎儿的活动空间相对还比较大。通俗地说，就是此时看胎儿还能看得很清楚，胎儿不会挡到自己。这个时候做一个系统筛查，目的是确认是否存在严重的结构畸形。

大多数医院已把这个项目升级为三维 B 超或四维 B 超了，但是，一定要记住，不要盲目追求检查的高大上。

正规医院有经验的医生，哪怕只是做了二维 B 超，也比一些不正规的小诊所所谓的四维 B 超、五维 B 超有用得多。多数医院会将这次 B 超安排在孕 24 周前后，各地略有差别。

第 5 次：孕 30 周~32 周（胎儿生长测量）

胎儿生长测量 B 超一般会安排在孕 30 周 ~ 32 周，其主要目的是考察胎儿的生长发育情况。当然，在可见的情况下，医生也会尽可能地确认胎儿是否存在结构畸形。

但是，此时由于胎儿逐渐增大，肢体等相互遮挡越来越多，不是所有的身体结构都能看见，所以如果看见报告单上写着"因胎位关系，×× 等结构显示不清"，也不用太担心，因为前一次 B 超（大排畸）已经进行过确认。

第 6 次：孕 37 周之后（分娩前的评估）

37 周之后，胎儿就已经足月了，这个时候做 B 超，主要是评估胎儿的胎位如何、胎儿大小、能否顺产，以及是等宝宝自然发动，还是需要外力干预。

当然，以上介绍的是在相对正常、顺利的孕期需要做的 B 超大概的次数及目的。如果有特殊情况，医生可能会随时增加 B 超检查的内容和次数。

整个孕期配合医生做好检查还是非常重要的，比方说孕中期有早产征兆，可以做个 B 超评估下宫颈管的情况；孕晚期胎动不好的时候，可能也需要做个 B 超来进行生物物理评分；等等。总之，怀孕后做好定期体检，对自己和宝宝都很重要。

说到这里，孕妈们可能会担心，B 超做多了对胎儿会不会有影响。

超声检查本身并没有辐射，目前也没有发现因为这种诊断性剂量的超声检查使胎儿受到伤害的案例。当然，医院也会减少一些不必要的超声检查，将可能存在的危害降到最低。

一句话，只要是在正规医院进行常规的孕期检查，妈妈们不用太担心。

怀孕一定会长妊娠纹吗
有去妊娠纹的神奇护肤品吗

要回答这两个问题，我们得先了解妊娠纹是怎么来的。

很多准妈妈到了孕中期，因为肚子膨大速度过快，致使皮肤的弹力纤维与胶原纤维的扩张速度超出了皮肤伸展的极限。于是肚子上的皮肤被一层层地拉扯撑开，逐渐分离出粉红色、红色或紫色的锯齿状细纹。

妊娠纹丑就不说了，有时候还伴有那种抓心挠肝的瘙痒，简直让人忍无可忍！那么，是不是每个孕妇都会长妊娠纹呢？

那可不一定哦！很多因素都会决定妊娠纹的生长，而且就算是长，颜色的深浅、纹路的多少也都是不同的。决定长不长妊娠纹的主要因素是以下几点：

1. 激素影响。孕激素会使韧带松弛，并减少皮肤里含有的胶原纤维，使皮肤变得更为敏感、脆弱，为妊娠纹的发生埋下隐患。

2. 增重过快。到了孕中期，准妈妈的体重进入飙升期，而孕期脆弱的皮肤的撑开速度也开始粗暴地"飙升"，皮肤组织的受损势必会更加严重。

3. 遗传因素。妊娠纹受到遗传基因的影响，如果你想知道自己会不会长妊娠纹，观察一下你的母亲，应该就会有一个大致的结论。

所以，妊娠纹并不是平白无故长出来的，还是有据可循的。咱们能预防就预防（譬如控制体重），没法预防的（譬如遗传）就放宽心吧。

虽然遗传因素、本身肤质因素不能"回炉重造"，但采取措施还是能对预防妊娠纹起到很大作用。

这里整理了几个预防妊娠纹的方法，有妊娠纹困扰的你不妨一试。

1. 经常锻炼。进行有规律的锻炼，不仅对身体有益，还能使身上的皮肤紧绷，减少赘肉的产生。这样一来，皮肤受到的伤害也就变小啦。

2. 控制体重。在孕期控制体重的增加速度，不仅能防止皮肤过度拉伸、断裂，还对胎宝宝和准妈妈的健康意义重大。

3. 健康饮食。准妈妈们可以多吃些富含维生素 C 与蛋白质的食物，这两种营养素对重建皮肤的胶原纤维都有好处，能保持皮肤的弹性，减少、减轻皮肤断裂。

4. 搽润肤油或乳液。经常会听到准妈妈们讨论，孕期用什么润肤油或乳液才能防止妊娠纹。一些适合孕妇使用的润肤油或乳液对皮肤有保湿作用，能在一定程度上改善妊娠纹的发生。但有些直接针对妊娠纹的产品，一般价格都会偏高，还是要谨慎噢，使用前一定要看清楚成分。

如果发现妊娠纹已经悄然蔓延，你也不用太过担心或慌张。一部分妊娠纹在生产后会慢慢变浅，逐渐褪到接近肤色。如果再加上有效的按摩，就更能起到事半功倍的效果。如果妊娠纹属于"顽固分子"型，准妈妈们也可以在生产之后去看皮肤科，毕竟现在有给力的高科技，这点小事完全不用过于担心。

孕期腿抽筋就是缺钙吗

在孕期，很多准妈妈都经历过半夜腿抽筋疼醒的时刻，虽然很多人认为腿抽筋是因为缺钙，但没有任何权威资料能证明这一点，而盲目补钙可能会给孕妇和宝宝带来不好的影响，补钙最好还是在医生的指导下进行。

一般来说，孕期腿抽筋逃不开三个原因：饮食、体重、激素。

许多人认为，孕期的饮食承担了"孩子起跑线"的重担。为了让肚子里的宝宝获得更多的营养，鸡鸭鱼肉、滋补汤水、营养食品统统都不能缺。可一旦孕期饮食不均，导致钙、磷、镁等电解质不平衡，腿抽筋可就找上门啦！

另外，飙升的体重对双腿产生的巨大压力、子宫压迫血管导致的腿部供血减少、激素改变等这些"孕期副作用"，也在提高腿抽筋发生的概率。

那么，孕期遇上腿抽筋，该怎么做呢？

腿抽筋时，能最快缓解疼痛的大招就是——掰大脚趾：尽量伸直抽筋的腿，然后用手将大脚趾朝头部的方向掰。如果因为肚子太大，自己没办法掰时，果断叫醒宝爸，让他帮忙掰。

除了掰大脚趾之外，起床走一走、光脚站在冰凉的地面上、对抽筋的地方进行按摩，也可以减轻抽筋的症状。准妈妈们可以根据自己的身体情况进行尝试。

怀孕已经够辛苦了，要是腿抽筋再来凑热闹，孕妈们真是分分钟要崩溃啊！那么，有什么预防孕期腿抽筋的办法吗？

有的。预防腿抽筋，在日常生活中除了要注意饮食之外，这些都需要做起来：

给双腿减负：平时，准妈妈就要有意识地穿弹性长袜，并减少长时间的坐或站，注意给双腿留有休息的时间。

左侧睡：左侧睡不仅能保证宝宝的安全，还能让准妈妈得到最好的休息。朝左侧睡时，准妈妈需要在头、右腿（右腿往前，不要压迫到左腿）、后背和床垫之间垫上枕头，这样才能睡得比较平稳。

除此之外，做一些简单的伸展运动，也能帮助预防腿抽筋，准妈妈们可以根据身体状况来选择。

推墙运动：身体直立，站在离墙 60 厘米左右处，用双手手掌支撑墙面；双脚脚后跟着地，身体前倾，保持 10 秒左右；然后恢复之前身体直立、双手撑墙的姿势，放松 5 秒。建议每天在睡觉前做 3 次。

坐式伸腿：坐在地板上或床上，一条腿随意前伸并挺直，另一条腿向内盘起，然后弯曲身体，用手去够前伸腿的脚趾，保持一会儿。双腿交替进行。

到孕中晚期，腿抽筋对于本来就不安稳的孕期睡眠来说，可谓是雪上加霜，除了做好上面说的这些事情，控制好体重的增长，不给双腿增加额外负担也是准妈妈要做好的事情。

产后 48 小时，这样安排更靠谱

终于生完了，在很多准妈妈的想象中，第一次见到宝宝应该是幸福甜蜜的，但大量的现实告诉我们，一般生完的时刻是最混乱的时刻。幸福夹杂着慌乱，周围人也不知道是该顾大人还是顾宝宝，乱作一团。这份产后 48 小时主要事项的安排请收好，它会让你在生完后不至于过分慌乱而不知道该干点什么。

产后 2 小时内

1. 尽早让宝宝吸吮

宝宝早吸吮的好处很多，不仅可以帮助产妇早产奶，还能增进母子感情交流。同时，宝宝吸吮还能刺激产妇乳头，从而可以有效地刺激子宫收缩，子宫收缩好了，出血自然就少了。

2. 不要排斥医生按压肚子

顺产的妈妈们可能没有什么特别的感觉，但剖宫产的妈妈们宫缩痛、刀口痛，外加这一记重拳，滋味还是蛮酸爽的。

尽管如此，也不要排斥，医生们是在尽自己的职责检查你子宫收缩的情况。体外按摩也能促进子宫收缩。

3. 要留意出血状况

如果分娩后，自觉短时间内有较多液体流出，或者有陪同的家属发现有较多鲜血或者大血块流出，请立刻告知主管医生或者护士。

当你拿捏不准算不算大出血的时候，请医生或者护士过来看下没有错，记得保留原来的垫巾或者床单，千万别先换成干净的，那就不知道看什么了。

产后 2 ～ 24 小时

1. 要尽早排尿

顺产的新妈妈们，请尽早去卫生间排尿，少数人会出现排尿困难，甚至发生尿潴留，增大的膀胱同时也会造成子宫收缩乏力，出血增多。

由于已经卸货了，肚子空空的，尿意不能及时感知，等有感觉时可能已经憋久了，增大的膀胱更不容易排尿。

所以，当感觉自己情况还可以，就尽早下床去卫生间吧。可以听听流水声，用热毛巾敷敷小肚子，帮助排尿。如果尿意明显却解不出来，请告知主管医护，必要时需要插根导尿管让膀胱休息休息。

剖宫产的妈妈第一天一般都有留置导尿管，不会存在排尿困难的问题。

2. 要警惕阴道血肿

顺产的妈妈在生的时候一般排便都排得差不多了。如果突然感觉便意明显，且持续存在，需要警惕阴道壁血肿的可能。如果有这种感觉，也请及时通知主管医护。

3. 要适当运动

产后第一次起床时，容易因体位性低血压造成一过性的晕厥，所以最好不要单独行动，请家里人帮忙扶一把。万一发生晕厥，赶紧把新妈妈扶上床，同时通知主管医护，一般一会儿就好。

而剖宫产的新妈妈，尽管刀口痛、宫缩痛持续存在，但也请在家人帮助下适当多翻翻身，有助于胃肠功能的恢复以及预防下肢静脉血栓。

这一天不是一定要求下床活动，如果需要起床，先将床摇至半卧位，坐一会儿再起，可以减轻疼痛且不易发生体位性低血压。后面几天起床也应这样。

4. 要合理安排饮食

产后饮食原则：易消化、清淡、少盐。

顺产新妈妈在饮食上禁忌不多，吃些易消化的东西恢复体力，粥、面条这些都没问题，注意清淡少盐，不需要油腻腻的"十全大补汤"。

剖宫产的新妈妈这一天会比较辛苦，经历一场手术，麻药带来的胃肠道功能紊乱可能会引起恶心呕吐。

产后第二天

1. 剖宫产妈妈要尽早下床活动

产后第二天，新妈妈们会感觉生活慢慢地恢复正常了，照顾宝宝也逐渐开始找到感觉了。

强调一点，剖宫产新妈妈们除非特殊情况，否则一定一定要下床活动了，这非常重要。孕产妇本身血液属于高凝状态，长时间保持不动容易形成下肢深静脉血栓。

以前发生过这样的案例，产妇术中术后都挺顺利的，但回病房后一直躺着不肯活动，形成了血栓，躺着不动的时候没有症状，等到出院终于下床时，却发生了肺栓塞，需要抢救。所以，剖宫产新妈妈术后要多翻身，力求尽早下床活动。

2. 饮食慢慢趋于正常

剖宫产妈妈的饮食是从汤汤水水开始，然后慢慢恢复至正常的饮食的，少量多餐，少吃容易产生胀气的食物。因为个人情况不同，具体什么时候可以吃什么东西不能一概而论，听自己主管医生的准没错。

宝宝长得好不好，
别再光看体重、身高了

生完孩子，你经常会听到这样的话：

"你奶水是不是不够啊？孩子怎么看起来那么瘦！"

"宝宝以前胖嘟嘟的，怎么学会走路后，反而越养越瘦了呢？"

"看×××家的娃，养得白白胖胖的，多健康！"

说真的，听到这些话还蛮生气的，同时又觉得好笑。

当妈的，谁不希望孩子高高壮壮、健健康康呀，可身边总有比自家孩子更胖的，这一对比吧，就让自家孩子显得瘦。

可是，瘦就代表"弱"吗？胖就没有个限度吗？

判断孩子生长发育得好不好，美国儿科学会（AAP）、世界卫生组织等权威机构早就说啦，主要是看生长曲线。

也许你没听过"生长曲线"这个词，但你肯定知道体检时，医生会测量宝宝的身高（身长）、体重和头围，并把数据记录下来。

记录下来干吗呢？就是对照着生长曲线图，判断你的宝宝这一阶段长得好不好、营养是不是跟得上之类的。

简单来说，生长曲线就是一张记录身高、体重等生长发育数据的图表。

身长/身高曲线发育表

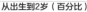

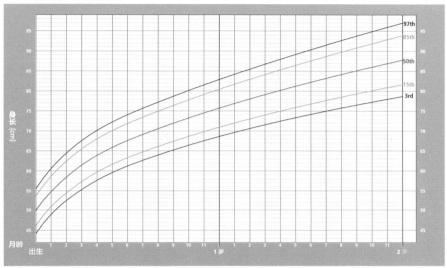

数据来源：世界卫生组织颁布的《国际儿童生长标准》（简称生长曲线）

    比如，上面这张图，就是 0～2 岁男宝宝身高发育的生长曲线图。横轴代表月龄，纵轴代表身高。

    图上有 5 条不同颜色的参考曲线，分别标注了 97、85、50、15、3 这些百分比数字。这些曲线代表的是相同性别和年龄的小朋友中，身高达到该数值的百分比。曲线位置越高，相对应的身高数值也越大。

    体检时，医生会把测到的数据记录到图表上。

    比如，对照下图，如果女宝宝现在 3 个月，身长 62cm。先在横轴找到对应的月龄 3，然后向上延伸，找到 62cm 的位置，相交的地方画个点。你会发现这个点差不多在 85% 这条曲线上，说明她的身高超过了 85% 的同龄女宝宝。坚持记录一段时间，把得到的点相连，就是宝宝自己的身高曲线啦。

身长/身高曲线发育表模拟实例

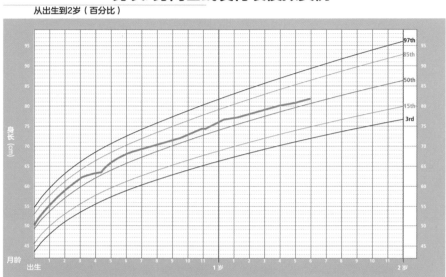

模拟实例与《国际儿童生长标准》对照情况

上面图片中最粗的那条红色曲线是根据一位女宝宝的真实身高画出来的，虽然有些波动，但一直介于50%～85%，同时宝宝的体重、头围等各方面的数据也都达标，就说明这个女宝宝发育得很好，那么不论这个女宝宝看起来是胖还是瘦，都是一个非常健康的宝宝。

生长曲线不仅能告诉我们和同龄人相比，孩子的生长发育状况大概处于什么位置。通过连续记录，我们还能观察到孩子的生长发育轨迹，及时发现问题。具体怎么用呢，妈妈们往下看。

你的人生不该为怀孕让步

0～3岁的宝宝，需要测量身长（身高）、体重和头围。2岁前，躺着测量身长；2岁后，以站立姿势测量身高。头围一般用卷尺测量，是指绕头一周的最大长度。

为什么要测量头围呢？宝宝头的大小其实反映了大脑的发育状况。如果宝宝的头明显比同龄人大或小，头围突然增长很快或停止增长，那很可能预示大脑发育出现问题。比如，头特别大可能是因为脑积水，头特别小可能提示大脑发育异常或停滞。

2岁后，除了身高、体重，还可能会增加身体质量指数（BMI）这项指标，以反映孩子体形的匀称度，提示其是否有肥胖或营养不良问题。

虽然生长曲线看起来很简单（不就是几个数据填一填嘛），但真正能看懂它的家长其实不多。

这里给大家整理了一些常见误区，一起来学习一下吧！

误区 1：指标在 50% 这条均线以上，才算健康

错！各项数值可不是越高越好。每个孩子都有自己独特的生长发育步调，会受到遗传、营养、锻炼、健康状况等各方面的影响。

所以，妈妈们在看宝宝的曲线图时，别紧盯着 50% 这条均线不放。如果因为宝宝的身高在均线以下，就一味地让他多吃，结果喂成个胖宝宝，反而不利于孩子的健康。

结论：各项数值在 3%～97% 的范围内，都算正常。

误区 2：只关注数字，不重视变化趋势

这也是家长们很容易犯的错，觉得只要曲线在均线以上就放心了，最好能一直往上涨。其实相比某一次测量的数值，生长曲线在一段时间内的变化趋势更重要，包括曲线的稳定性（没有太剧烈的波动），身高、体重的匹配度等。

比如，A宝宝的身高、体重一直落在10%的曲线上，虽然相比同龄人体形偏瘦小，但只要其他方面表现正常（大动作发展、语言发展、认知发展等），那他就是个健康的宝宝。

相反，如果B宝宝身高稳定在50%曲线上，体重却突然从50%曲线上跳到了85%曲线上，要是再加上因为体形较胖导致不爱运动、大运动发展滞后，那他反而不如瘦小的A宝宝健康。

结论：生长曲线稳定增长，和某一条参考曲线基本平行，那就是正常的。短时间内波动太大，甚至明显偏离原有曲线，应及时看医生。

误区3：曲线一下降，就担心得要命，不会找原因

很多家长一看到宝宝的曲线下降，就觉得很焦虑，拼命想让孩子多吃点，反而容易弄巧成拙。我们要善于从曲线的变化中找原因。

还是最开始的例子。在前面的对照图中，我们看到3~4个月时，这个女宝宝的身高曲线变平了，那是因为这段时间宝宝进入了厌奶期。1岁以后，身高曲线变得平缓，这可能是受到遗传因素的影响（宝爸宝妈都不太高）。考虑到宝宝其他各方面都发育得很好，这样的小波动是正常的。

很多因素都会让生长曲线在短时间内看起来不那么理想。比如，会走路后宝宝活动量增加，会变"瘦"；1岁后身高受遗传因素影响变大，体重增长也会自然减缓。此外，宝宝穿着衣服测量体重，也很容易出现误差。

观察宝宝的生长曲线时，别忘了结合生长发育的其他方面。在一些重要

你的人生不该为怀孕让步

的生长节点（坐、走、说话）上，宝宝都达标了吗？宝宝的头发和皮肤看起来健康吗？宝宝平日表现得开心、容易满足吗？如果一切正常，那就不用太担心。

要是宝宝其他方面也表现不佳，应及时告知儿科医生，请他做出专业判断。

结论：生长曲线出现波动，应结合宝宝生长发育的其他方面综合判断健康状况。有任何疑问，及时找医生。

所以咱们说，宝宝健不健康，绝不是用胖或瘦这个标准来衡量的。单为了"看着白胖讨喜"就把孩子喂得胖胖的，那可是对宝宝健康非常不负责任的行为。

特 别 鸣 谢

———

感谢以下医生对本书内容提供的医学审定：

方慧彬（浙江大学医学院附属第二医院 妇科主治医师）

孙希文（浙江大学医学院附属第二医院 产科主治医师）

张壮威（浙江大学医学院附属妇产医院 营养师）